Technik
der Blutgruppenbestimmung

mit Einführung in die Blutgruppenpraxis

Für Krankenhausärzte und gerichtliche Sachverständige

Von

Dr. med. Friedrich Pietrusky

o. Professor der gerichtlichen und sozialen Medizin
an der Universität Bonn

Mit 5 Abbildungen im Text

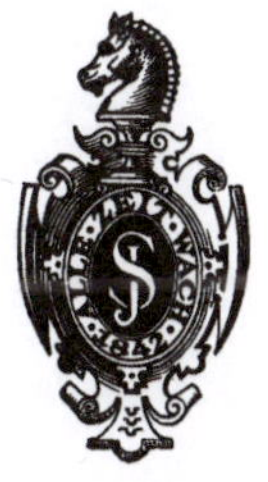

Berlin
Verlag von Julius Springer
1940

ISBN-13: 978-3-642-98326-9   e-ISBN-13: 978-3-642-99138-7
DOI: 10.1007/978-3-642-99138-7

Vorwort.

Mehr als die Hälfte der tödlichen Zwischenfälle bei der Bluttransfusion ist auf eine falsche Gruppenbestimmung zurückzuführen. Die Fehldiagnosen in Gutachten für die Gerichte erschüttern in bedenklicher Weise das Vertrauen der Juristen zu diesen Untersuchungen!

Die vorliegende Arbeit ist so abgefaßt, daß sie auch dem Ungeübten ermöglicht, sich schnell in das Gebiet der Blutgruppenuntersuchung einzuarbeiten. Die Ausführungen stützen sich auf die an über 40000 Blutgruppenbestimmungen sowie als gerichtlicher Obergutachter gesammelten Erfahrungen. Nur das zum Verständnis Notwendigste wird gebracht. Es ist davon abgesehen worden, jede beschriebene Technik ausführlich zu erwähnen, es werden vielmehr nur die gebräuchlichsten Methoden und solche, die sich *uns* bewährt haben, angeführt. Eine kurze Einführung in das Gebiet der Blutgruppenpraxis ist vielleicht nicht unerwünscht.

Der Verlagsbuchhandlung Julius Springer danke ich besonders für die ausgezeichnete Ausstattung des Buches und für die Bereitwilligkeit, es in der Kriegszeit erscheinen zu lassen.

Bonn, im Mai 1940.

F. Pietrusky.

Inhaltsverzeichnis.

Inhaltsverzeichnis.

V

I. Die Gruppeneigenschaften des Blutes.

Im Jahre 1901 entdeckte LANDSTEINER, daß die manchmal auftretende Agglutination von Blutkörperchen eines Menschen durch das Serum eines anderen ein physiologischer Vorgang ist und widerlegte damit die Meinung von SHATTOCK, der ihre Ursache in Krankheiten suchte. Je nach dem Verhalten von Blutkörperchen und Serum verschiedener Menschen zueinander konnte er zwei Eigenschaften feststellen, die einzeln oder zusammen auftreten oder fehlen. Danach werden alle Menschen in 4 Gruppen eingeteilt, die mit A, B, 0 und AB bezeichnet werden. Später gelang es ebenfalls LANDSTEINER, die M und N genannten Eigenschaften im menschlichen Blut zu finden. LAUER entdeckte die Untergruppen A_1 und A_2, FRIEDENREICH die Gruppe A_3, CROME-PIETRUSKY das N_2. FURUHATA und seine Schüler fanden einen Faktor im menschlichen Blut, den sie Q und deren Fehlen sie q nennen. Von KATUJA wurde eine Eigenschaft E und e entdeckt, von LANDSTEINER ein Faktor P, von anderen noch einige bisher nicht näher erforschte Faktoren.

Bei den Blutgruppeneigenschaften des ABO-Systems handelt es sich chemisch um Polysaccharide. Sie kommen auch im Gewebe vor und, je nachdem ob es sich um sog. „Ausscheider" oder „Nichtausscheider" handelt, im Urin, in den Faeces, im Speichel, im Magensaft, in der Milch usw. Wir finden sie oder jedenfalls mehrere von ihnen bei den anthropoiden Affen, wie ähnliche Substanzen bei zahlreichen Säugetieren. Bei Fischen und Vögeln sind sie noch nicht nachgewiesen. Praktische Bedeutung haben bisher die Eigenschaften der Blutgruppensysteme ABO und MN für die Bluttransfusion, für den Nachweis der Abstammung, in der Kriminalistik und in der Anthropologie gewonnen.

a) Die Eigenschaften des ABO-Systems.

Bringt man Blutkörperchen eines Menschen mit dem Serum eines anderen zusammen, dann tritt entweder eine Verklumpung der Blutkörperchen ein oder diese werden nicht beeinflußt und schwimmen einzeln in der Flüssigkeit. Auf der Fähigkeit der Blutkörperchen, zusammengeballt zu werden, ihrem Gehalt an agglutinabler Substanz, wie auf der Fähigkeit des Serums zusammenzuballen, seinem Gehalt an Agglutininen, beruhen die Eigenschaften der Gruppen A, B, 0 und AB. Nennt man die agglutinablen Substanzen A und B, die im Serum enthaltenen Agglutinine $\alpha = $ Anti-A und $\beta = $ Anti-B, dann ist die volle Bezeichnung der Blutgruppen $A\beta$, $B\alpha$, $0\alpha + \beta$, AB_0. Im Blute der Gruppe A ist der Receptor A in den Blutkörperchen enthalten, in seinem Serum das Agglutinin β gegen B. Im Blute der Gruppe 0 ist kein Receptor (daß jetzt ein solcher bekannt ist, kann hier übergangen werden). Ihr Serum hat ein Agglutinin sowohl gegen A wie gegen B-Blutkörperchen. Das Blut AB enthält in den Blutkörperchen die agglutinable Substanz A und B, doch im Serum keine Agglutinine.

Serum	A (β)	B (α)	$0\,(\alpha+\beta)$	AB (0)
Bk. A	—	+	+	—
„ B	+	—	+	—
„ 0	—	—	—	—
„ AB	+	+	+	—

In dieser Tabelle sind die vorhandenen und fehlenden Agglutinationen mit $+$ und $-$ eingetragen, die sich ergeben, wenn man ein bestimmtes Serum mit bestimmten Blutkörperchen vermischt. Es folgt daraus:

Das Blut der *Gruppe 0* ist dadurch gekennzeichnet, daß seine Blutkörperchen vom Serum aller anderen Gruppen nicht beeinflußt werden, daß das Serum dagegen die Blutkörperchen aller anderen Gruppen verklumpt.

Das Blut der *Gruppe AB* hat Blutkörperchen, die von den Seren aller anderen Gruppen agglutiniert werden. Sein Serum dagegen beeinflußt die Blutkörperchen der anderen Gruppen nicht.

Das Blut der *Gruppe A* ist dadurch charakterisiert, daß die Blutkörperchen, außer wie gesagt vom Serum 0, auch vom Serum B verklumpt werden. Sein Serum verklumpt die Blutkörperchen B und AB.

Das Blut der *Gruppe B* hat Blutkörperchen, die sowohl vom Serum 0 als auch vom Serum A zusammengeballt werden. Sein Serum agglutiniert die Blutkörperchen A und AB.

Diese Bluteigenschaften sind von der Geburt an, selbst beim Fet, vorhanden. Wenn auch beim Säugling die Agglutinine des Serums häufig noch nicht ausgeprägt sind, so ist doch die agglutinable Substanz stets nachweisbar. Während des Lebens ändern sich die Blutgruppen nicht, insbesondere auch nicht durch Krankheiten oder durch Behandlung irgendwelcher Art. Sie vererben sich nach bestimmten Regeln (S. 56).

1. Kälteagglutinine.

Normalerweise wird ein Serum mit einem Agglutinin α oder β nur die Blutkörperchen A bzw. B zusammenballen. Es gibt aber auch Kälteagglutinine. Diese kommen häufig vor und sind *unspezifisch* gegen alle Blutkörperchen gerichtet. Sie treten bei niedrigen Temperaturen auf, können aber, wenn auch sehr selten, bis $+21°$ ihre Wirkung ausüben. Sie sind absorbierbar.

2. Die Untergruppen A_1, A_2 und A_3.

LAUER[1] entdeckte, daß die Blutgruppe A nicht immer gleiches Verhalten zeigt. Werden zahlreiche Blutkörperchen austitriert, dann findet man bei 80% von ihnen einen höheren Titer, bei dem Rest einen geringeren. Werden B-Seren (α) mit Blutkörperchen A absorbiert, dann wird das Anti-A (α) öfter zum Verschwinden gebracht; in mehreren Fällen aber reagiert der Rest noch mit den Blutkörperchen der A-Gruppen. Absorbiert man mit fallenden Mengen von Blutkörperchen und trägt das Ergebnis in eine Kurve ein, dann ergeben sich zwei Kurvenbündel, zwischen denen es fließende Übergänge nicht gibt. Die Blutkörperchen mit dem starken Receptor werden mit A_1 bezeichnet, die mit dem schwachen mit A_2. Zwischen ihnen besteht aber nicht nur ein quantitativer Unterschied. Durch Immunisierung können sich im Tier Antistoffe gegen A_1 und A_2 bilden. Im Serum B (α) bleibt nach nicht zu langer Absorption mit A_2-Blutkörperchen ein Rest, der nur mit A_1-Blutkörperchen reagiert. Einige Rinderseren agglutinieren nach entsprechender Vorbehandlung nur A_2- und 0-Blutkörperchen, nicht A_1. Das Agglutinin gegen A_1 nennt man α_1 (Anti-A_1), das gegen A_2 (bzw. gegen 0) gerichtete α_2 (Anti-A_2).

Wenn die Blutkörperchen A_1 von einem B-Serum stark, die Blutkörperchen A_2 dagegen schwach verklumpt werden, so ist die Reaktion bei den Blutkörperchen A_3 äußerst schwach. Die Receptoren von A_2 und A_3 sind, wenn sie in Kombination mit B auftreten, noch schwächer als sonst. Nach FRIEDENREICH ballt ein α_2-Serum diese A_3-Blutkörperchen zusammen, manchmal noch

---

[1] LAUER: Diskussionsbemerkung. Verh. 1. internat. Kongr. ger. Med. 1938. Verlag Scheur-Bonn.

stärker als Blutkörperchen A_2. Die Untergruppe A_3 kommt nur sehr selten vor, unter mehreren tausend Fällen wohl nur einmal. Die Seren der Untergruppen zeigen alle gegen Blutkörperchen B normales Verhalten, wenn sie auch, abgesehen von A_1, manchmal etwas schwächer wirken. Gegen diese Eigenschaften A_1, A_2, A_3 sind *normalerweise* im menschlichen Blute keine Agglutinine enthalten. Über die Vererbung S. 58.

Mit den Untergruppen können wir folgende Gruppen des ABO-Systems unterscheiden: A_1, A_2, A_3, B, 0, A_1B, A_2B, A_3B.

3. Die irregulären Agglutinine.

Verhältnismäßig selten, doch bei A_2B in etwa 25% der Fälle, treten irreguläre Agglutinine im menschlichen Serum auf, die gegen die Blutkörperchen der Untergruppen gerichtet sind. Sie sind im Gegensatz zu den Kälteagglutininen *spezifisch*, reagieren aber wie diese auch nur bei niedriger Temperatur, selten bis $+21°$.

Nach ihrem den obenerwähnten Antiseren gleichen Verhalten werden sie auch mit α_1, d. h. Anti-A_1, und mit α_2, d. h. Anti-A_2, bezeichnet. Die Untergruppen A_1 und A_1B haben manchmal das irreguläre α_2, während α_1 bei A_2 und A_2B im Serum hin und wieder auftritt. Wie schon gesagt, werden durch das α_2 aber auch 0-Blutkörperchen zusammengeballt. Man nimmt an, daß es sich bei diesem Agglutinin α_2 um ein Anti-0 handelt, und daß die Zusammenballung mit den A_2-Blutkörperchen nicht auf einen A_2-Receptor, sondern auf einem 0-Receptor beruht, der als Artreceptor durch das schwache A_2 nicht vollkommen verdrängt wird.

4. Atypische Agglutinine.

Bei einigen Krankheiten, vor allem bei solchen, die mit chronischer Eiterung oder toxischen Erscheinungen einhergehen, kommt es, wenn auch sehr selten, zur Bildung abnormer Agglutinine im Serum des Patienten. Diese sind gegen zahlreiche Blutkörperchen derselben und anderer Gruppen, jedoch nicht gegen alle gerichtet. Bei ihrer Entstehung dürfte die Krankheit eine Rolle spielen. Mit dem Abklingen der Erkrankung verschwinden sie im Verlaufe einiger Monate.

Manchmal zeigt das Blut einiger Kranker eine allgemeine Agglutination. Die Blutkörperchen werden von allen Seren verklumpt, das Serum ballt alle Blutkörperchen, auch die eigenen, zusammen. Diese Erscheinung tritt aber nicht bei $+37°$, sondern nur bei tieferen Temperaturen auf. Es handelt sich um eine Art von Kälteagglutininen.

5. Die Panagglutination.

Bleibt ein Blut längere Zeit nicht steril aufbewahrt stehen, im Sommer genügt unter Umständen ein Tag, dann kann es durch Bakterien verunreinigt werden. Seine Blutkörperchen werden vom Serum jeder Gruppe, also auch vom Serum AB, das keine Agglutinine enthält, verklumpt. Sein Serum agglutiniert alle Blutkörperchen, ähnlich wie in dem obenerwähnten Fall. Die Ursache ist in Abbauprodukten der Bakterien zu suchen. Nach Thomsen[1] soll es dabei vorkommen, daß das Serum diese Eigenschaft nicht zeigt, sondern allein die Blutkörperchen allgemein agglutiniert werden. Wir haben das nicht beobachtet.

b) Die Eigenschaften des MN-Systems.

Völlig unabhängig von den Eigenschaften A, B, 0 sind die Merkmale M und N. Sie können in jeder Kombination mit jenen auftreten. Eine Gruppe der Menschen hat M, die andere N und die dritte beide Eigenschaften MN. Ein Fehlen dieser Faktoren kommt nicht vor; es gibt hier also keine Gruppe, die der 0-Gruppe des AB0-Systems entspricht. Im Serum des Menschen sind normalerweise keine Agglutinine, die gegen M und N gerichtet sind. Der Nachweis erfolgt hier durch Immunantiseren. Kaninchen werden mit Blutkörperchen M bzw. N immunisiert und bilden die entsprechenden Antikörper. Über die Vererbung S. 59.

1. Der Faktor N_2.

Außer den beiden Faktoren M und N gibt es in diesem System noch die Eigenschaft N_2. Sie kommt nur sehr selten, unter zehntausenden von Untersuchungen wohl nur einmal vor, wenn man von einem Auftreten in einer Sippe absieht. Wir fanden sie in vier Familien, eine Sippe ist von Friedenreich und eine von *Japanern* festgestellt worden. Der Faktor N_2 ist dadurch gekennzeichnet, daß sein Receptor äußerst schwach ausgebildet ist und mit gewöhnlichem Gebrauchsserum nicht nachgewiesen werden kann. Die Eigenschaft tritt in mehreren Varianten auf. Das in unserem Institut zuerst gefundene schwache N hat mit dem von Friedenreich kaum etwas zu tun, wie W. Fischer feststellte. Mit seinen Antiseren, die unser N_2 nicht erkennen ließen, war das andere deutlich nachweisbar. Auch Friedenreich weist darauf hin, daß zwei Fälle seiner Sippe im Gegensatz zu den anderen mit seinen

---

[1] Thomsen: Handbuch der Blutgruppenkunde von Steffan. München: Lehmann 1932.

Seren nicht festzustellen waren. Ob der Unterschied allein in der
Schwäche des Faktors liegt oder ob der Faktor N sich aus verschiedenen Teilantigenen (HIRSZFELD und KOSTUCH) zusammen-
setzt und im N_2 nicht mit allen, sondern nur mit einigen auftritt,
muß erst untersucht werden.

Nach unseren heutigen Kenntnissen kann man annehmen,
daß N_1 über N_2 dominiert, so daß wir 5 Gruppen in diesem System
unterscheiden können, nämlich M, N_1, N_2, MN_1, MN_2. Die Gruppe
N_2 ist allerdings bisher nicht beobachtet worden, was bei der sehr
geringen Zahl solcher Fälle nicht verwunderlich ist. Es ist aber
auch sehr wahrscheinlich, daß der Faktor, der dann genotypisch
N_2N_2 ist, wenn er allein auftritt, deutlich mit den üblichen Methoden nachgewiesen werden kann und deshalb nicht bemerkt
wird. Ähnlich ist es ja bei A_2 und A_2B. Über die Vererbung
wird auf S. 59 gesprochen.

Es sind also beim MN-System folgende Reaktionen möglich:

Serum	Anti-M	Anti-N
Bk. M	$+$	$-$
,, N	$-$	$+$
,, MN_1	$+$	$+$
,, MN_2	$+$	$(+)$

Hieraus ergibt sich die Agglutination der Blutkörperchen M
bzw. N mit den Antiseren M bzw. N. Die Reaktionen von N_2
mit dem gewöhnlichen Gebrauchsserum N gelingt nicht, nur mit
besonderen Methoden oder besonders hohen Seren ist der Nachweis zu führen[1].

2. Die Isoagglutinine Anti-M und Anti-N.

Normalerweise gibt es, wie gesagt, im menschlichen Blut keine
Agglutinine, die gegen die Eigenschaften M und N gerichtet sind.
Nur in ganz seltenen Fällen einmal können solche auftreten.
FRIEDENREICH, wie WOLF und JONSSON fanden in einem menschlichen Blute ein Anti-M, das ebenso stark war wie gute Gebrauchsseren. Es reagierte aber nur bei tieferer Temperatur, nicht bei
$+37°$. Japanern gelang es, ein Anti-N-Agglutinin im menschlichen Serum mit denselben Eigenschaften nachzuweisen[1]. Nach
persönlicher Mitteilung hat Prof. W. FISCHER ein Iso-Anti-M gefunden, das auch bei 37° voll wirksam ist.

---

[1] Literaturangabe bei PIETRUSKY: Die Blutgruppeneigenschaften in
Theorie und Praxis. Fol. haemat. (Lpz.) **63**, 368 (1940).

II. Das zur Blutgruppenbestimmung erforderliche Material.

Es ist selbstverständlich, daß die zur Blutgruppenbestimmung benützten Sera wie die Testblutkörperchen von einwandfreier Beschaffenheit sein müssen. Das genügt aber nicht, wenn eine Verwechslung des Blutes vorkommt, das Blut von einer falschen Person entnommen wird oder die gewonnenen Ergebnisse im Gutachten falsch abgeschrieben werden. In dieser Beziehung ist alles nur Denkbare vorgekommen und geschieht noch. Es muß deshalb jede Möglichkeit ausgenutzt werden, um solche und andere Fehler zu vermeiden. Der Untersucher muß sich immer vor Augen halten, daß von dem Ergebnis seiner Blutgruppenbestimmung unter Umständen bei der Bluttransfusion das Leben des Kranken abhängt, oder bei der Feststellung der Vaterschaft die Ehre einer Frau auf dem Spiele stehen kann.

a) Das zu untersuchende Blut.

1. Die Identifizierung der Person.

Es ist die Meinung weit verbreitet, daß durch die Blutgruppenbestimmung die Vaterschaft eines Mannes an einem Kinde festgestellt werden kann, während wir gegebenenfalls die Vaterschaft nur *ausschließen*. Deshalb kommt es hin und wieder vor, daß ein falscher Mann sich zur Blutentnahme einstellt in dem Glauben, daß er nicht als Vater in Frage kommt und seinen Freund vor Zahlung der Alimente usw. bewahren kann. Wenn es sich um eine Untersuchung von Mutter, Kind und angeblichem Schwängerer in Abstammungsfragen, z. B. in einem Alimentationsprozeß, handelt, empfiehlt es sich, alle drei Personen zur gleichen Zeit zur Blutentnahme zu laden. Sie können sich gegenseitig über ihre Person ausweisen. Bei der Ladung, wenn man selbst Blut entnimmt oder in dem Auftrag zur Blutentnahme an den Arzt (fast immer das Gesundheitsamt), sind nicht nur Vor- und Zuname, sondern auch das Geburtsdatum anzugeben. Sonst kann es geschehen, daß nicht der Beklagte, sondern sein Vater, mit dem er den gleichen Namen führt und zusammenwohnt, sich Blut entnehmen läßt.

Es muß von jeder Person ein Abdruck der *Papillarlinien* eines Fingers genommen werden zur etwaigen späteren Kontrolle, ob es sich um die richtige Person handelt. Bei Säuglingen kann man einen Abdruck der ganzen Hand oder des Fußes machen. Der betreffende Finger bzw. Fuß muß zunächst gesäubert werden und wird dann mit Ruß oder ähnlichem in ganz dünner Schicht bestrichen. Es genügt, die Fingerkuppe ohne starken Druck auf dem Papier abzurollen. Zweckmäßig ist es, sich Ausweise mit *Bild* vorlegen zu lassen. Auch muß die betreffende Person durch *Unterschrift* die Blutentnahme bescheinigen und ein Paßbild abgeben. Für Kinder, die nicht schreiben können, soll es die Mutter oder die Begleitperson tun. Auf diese Weise ist es möglich, späterhin, falls es nötig sein sollte, Schriftvergleiche anzustellen. Wir benützen folgendes Schema:

....
Ort und Datum.

Im Auftrage des .... Gerichts in

.... wurde heute die Blutentnahme in Sachen

.... vorgenommen bei

Herrn, Frau, Fräulein, Kind ....

geboren am .... in ....

wohnhaft in ....

ausgewiesen durch ....

Abdruck des linken und rechten .... Fingers

Bild

Ich bin die oben bezeichnete Person und habe mich davon überzeugt, daß das mein Blut enthaltende Glasgefäß (Venüle) mit meinem Namen auf einem fest angeklebten Etikett deutlich bezeichnet worden ist. Auch sind die Fingerabdrücke von mir entnommen worden.

....
Unterschrift des oben Bezeichneten.
(Bei Kindern die entsprechende Bescheinigung der Mutter bzw. der Pflegerin.)

....
Stempel.   Unterschrift des Arztes.

Es kam früher öfter vor, daß die Blutentnahme verweigert wurde. Das ist heute unbeachtlich. Parteien und Zeugen können vom Gericht gezwungen werden, sich erb- und rassekundlichen Untersuchungen, insbesondere der Blutgruppenuntersuchung, zu unterziehen.

2. Entnahme, Versendung und Aufbewahrung des Blutes.

Über jede Blutentnahme muß von dem entnehmenden Arzt ein Protokoll (s. oben) aufgenommen werden.

Besonderer Wert ist darauf zu legen, auf die das Blut enthaltenden Gefäße *sofort* ein Etikett mit dem Namen der betreffenden

Person fest *aufzukleben*. Der Betreffende soll die entsprechende im zweiten Absatz des Protokolls erwähnte Erklärung abgeben und durch Unterschrift bestätigen. Es kann sonst leicht vorkommen, daß mehreren Personen zur gleichen Zeit Blut entnommen wird und die unbezeichneten Gefäße mit den Protokollen verwechselt werden, wie es schon geschehen ist. Deshalb empfiehlt es sich, *vor der* Blutentnahme der zweiten Person das Blut der ersten mit Protokoll usw. *versandfertig* zu machen.

Zur Blutentnahme sind *Venülen* zu verwenden, und zwar ohne Zusatz gerinnungshemmender Stoffe. Es ist nicht überflüssig darauf hinzuweisen, daß man sich vor der Entnahme mit dem Bau dieser Entnahmegefäße und mit ihrer Handhabung vertraut machen soll. Das Notwendige geht aus der den Venülen beiliegenden Gebrauchsanweisung hervor. Die Entnahme aus einer Vene der Ellenbeuge ist fast immer leicht, wenn der Arm richtig gestaut wird. Man läßt ihn längere Zeit schlaff beim sitzenden, nach vorne gebeugten Patienten herabhängen, und legt dann die Gummibinde oder den Gummischlauch so fest an, daß der Radialispuls eben noch zu fühlen ist. Die Venüle ist ganz mit Blut zu füllen.

Beim *Säugling* ist die Entnahme in Capillaren zu empfehlen, und zwar aus der Ferse nach Stauung mit der den Unterschenkel umfassenden Hand. Der Einstich ist mit dem Schnepper oder mit einer Lanzette erst dann und nicht zu klein zu machen, wenn der Fuß bläulichen Farbton zeigt. Bei der Desinfektion ist darauf zu achten, daß das Desinfektionsmittel, z. B. Alkohol, vor dem Einstich verdunstet ist, weil sonst in den Capillaren — bei der Venüle ist es gleichgültig — mit ihrer nur geringen Menge Blut Hämolyse eintritt. Wenigstens 15 Capillaren mit einer lichten Weite von etwa 2 mm müssen voll gefüllt werden. Sie sind am besten mit Siegellack oder Paraffin zu verschließen.

Die Versendung erfolgt in den üblichen Blechröhrchen in einem Holzkästchen, in dem auch das *Entnahmeprotokoll liegen soll*, und Versandbeutel durch Eilboten an die Untersuchungsstelle. Dabei ist ein Eintreffen dort an einem Sonnabendnachmittag oder einem Sonn- oder Feiertag zu vermeiden, worauf beim Ladungstermin zur Blutentnahme Rücksicht zu nehmen ist.

Erfolgt die Untersuchung nicht sofort, dann ist das Blut in den Versandbeuteln im Eisschrank bei einer Temperatur von $+ 5$ bis $+ 10°$ aufzubewahren, doch ist mit der Blutgruppenbestimmung möglichst nicht länger als 24 Stunden zu warten. Da im Sommer bei sehr hoher Temperatur wie im sehr strengen Winter eine Zersetzung des Blutes während des Transportes eintreten kann, empfiehlt es sich in solchen Zeiten, die gewöhnlich nicht lange währen, Blute durch die Post nicht zu versenden bzw. nicht anzufordern.

Der Untersucher soll das Auspacken selbst vornehmen oder durch eine durchaus zuverlässige Person ausführen lassen, die durch eine zweite dabei kontrolliert wird. Grundsätzlich muß gefordert werden, daß ein zweites Entnahmegefäß erst dann aus dem Versandbeutel genommen wird, wenn die erste Venüle genau beschriftet an bestimmter, mit Namen der betreffenden Person bezeichneter Stelle des Untersuchungsständers steht! Es dürfen also niemals zwei Entnahmegefäße gleichzeitig auf dem Tisch liegen, um Verwechslungen zu vermeiden.

b) Die Testseren.

Zum Nachweis der Eigenschaften AB0 werden menschliche Isoseren mit den Agglutininen α und β gebraucht. Man kann auch, vor allem bei der Gruppe A, ein Immunantiserum A verwenden. Für die Bestimmung der Untergruppen benutzt man u. a. vorbehandelte Menschenseren B (α), die das Agglutinin α_1 enthalten und besondere Rinderseren mit dem Agglutinin α_2. Die Eigenschaften MN werden mit Immunantiseren M und N nachgewiesen und der Faktor N_2 u. a. mit eingeengten Immunantiseren.

1. Die Isoseren zum Nachweis der Gruppen AB0.

Jedem, der nicht sehr häufig Blutgruppenbestimmungen vornimmt, ist dringend zu raten, sich der im Handel käuflichen und *staatlich geprüften* Testseren der verschiedenen Serumwerke zu bedienen. Dabei ist auf die *Zeit ihrer Haltbarkeit* zu achten.

Zur Gewinnung eigener Seren empfiehlt es sich, eine Anzahl Spender der Gruppen A, B und 0 und einen Spender AB bereit zu halten. Ihre Seren dürfen keine zu schwachen Agglutinine α bzw. β haben. Es ist leicht, solche mit einem Titer von 1:64 zu finden.

Die *Austitrierung* wird folgendermaßen vorgenommen:

Etwa 8—9 Zwergreagensgläschen werden mit Ausnahme des ersten mit je 0,2 ccm physiologischer Kochsalzlösung beschickt. In das erste Glas kommen 0,2 ccm des Serums, ebenso in das zweite, wo es gut durch wiederholtes Aufziehen und Ausblasen der Pipette mit der Kochsalzlösung vermischt wird. Von dieser Mischung werden 0,2 ccm ins dritte Glas übertragen und hier ebenso durchgemischt. Davon kommen 0,2 ccm in das vierte Glas und so fort. Aus dem letzten Glas wird die Hälfte (0,2 ccm) der

Mischung fortgetan. Das Serum ist so in steigender Verdünnung in den Gläschen enthalten. Jetzt werden jedem Gläschen 0,2 ccm Blutkörperchenaufschwemmung zugesetzt. Das Verhältnis von Blutkörperchen zum Serum ist dann 1/1, 1/2, 1/4, 1/8, 1/16, 1/32 usw.

Ist nicht genügend Material vorhanden, so kann diese Austitrierung auch auf dem Objektträger erfolgen. Eine Capillare wird an einer Stelle gezeichnet, und bis zu dieser Marke werden die Kochsalzlösung, dann das Serum bzw. seine Verdünnung und schließlich die Blutkörperchen aufgezogen.

Das Blut soll den Spendern vor der Mahlzeit und möglichst steril entnommen werden. Um etwaige Kälteagglutinine auszuschalten, empfiehlt es sich, die Blute im Eisschrank bei einer Temperatur von etwa $+ 5°$ sich absetzen zu lassen. Da die Kälteagglutinine unspezifisch sind, werden sie bei dieser Temperatur durch die eigenen Blutkörperchen zum größten Teil gebunden. Allerdings zeigt das Blut bei tiefer Temperatur wenig Neigung zur Gerinnung, deshalb ist es vorteilhaft, es vorher zu zentrifugieren und über Nacht im Eisschrank zu belassen. Die Seren dürfen *keine irregulären* Agglutinine enthalten, was durch Vorprobe mit bekanntem A_1 und A_2 zu ermitteln ist. Nach Stehen von mehreren Tagen bzw. Wochen schwinden diese allerdings.

Es ist unter allen Umständen eine *Verunreinigung* der Testseren durch Bakterien, zu deren starkem Wachstum manchmal 24 Stunden genügen, zu vermeiden. So verunreinigte Seren zeigen eine Panagglutination. Durch Aufbewahren in sterilen Gefäßen und im Eisschrank bei etwa $2—5°$ wird dies verhindert. Mit Vorteil bedient man sich eines *Zusatzes von Formalin* zu nicht steril aufbewahrten Seren, wodurch eine Beeinträchtigung des Agglutinintiters nicht erfolgt und die Haltbarkeit der verschlossen im Eisschrank aufbewahrten Seren wochenlang bestehen bleibt. Es werden 0,25 ccm von 40 proz. Formalin in 100 ccm physiologischer Kochsalzlösung verdünnt und dem Blute im Verhältnis von 1/10 zugesetzt.

Es sind die zur Blutgruppenbestimmung eingesandten Blute, die im allgemeinen nicht älter als 24 Stunden sind, eine brauchbare Quelle zur Ergänzung des Serumvorrats. Notwendig ist es, daß der Untersucher immer zahlreiche Seren der einzelnen Gruppen vorrätig hält.

Ein *Inaktivieren* der Seren ist im allgemeinen nicht erforderlich. Es kann nur in Frage kommen, wenn sie hämolysieren. Ein Erwärmen auf $56°$ im Wasserbade für $^1/_2$ Stunde beseitigt diese Eigenschaft, die ebenso durch längeres Aufbewahren allmählich schwindet.

2. Die Immunantiseren A und B.

Es kann manchmal ganz vorteilhaft sein, nicht mit Isoseren, sondern mit Immunseren zu arbeiten, besonders zum Nachweis des A_2. Die Gewinnung entspricht der auf S. 13 bei den Immunseren M und N genau beschriebenen. Kaninchen werden jeden zweiten Tag mit einer Aufschwemmung gewaschener Blutkörperchen A (bzw. B) intravenös gespritzt. Das erste Mal erhalten sie 3 ccm, die folgenden Male je 1 ccm der Blutkörperchen in 10 ccm physiologischer Kochsalzlösung. Nach der 12. Einspritzung wird eine Probeuntersuchung vorgenommen. Das aus der Ohrvene entnommene Blut wird zentrifugiert, sein Serum $^1/_2$ Stunde bei 56° inaktiviert und gegen A MN bzw. B MN-Blutkörperchen austitriert. Bei einem Anti-A-Serum muß der Titer gegen die A-Blutkörperchen wenigstens 2 Stufen höher als gegen B-Blutkörperchen sein und entsprechend bei einem Anti-B-Serum. Ist das bei der Probeuntersuchung noch nicht der Fall, dann kann weiter gespritzt werden, doch bilden nicht alle Tiere genügend Antistoffe. Ein brauchbares Rohserum wird durch Ausblutenlassen des Tieres gewonnen. Es wird inaktiviert, verdünnt und wie auf S. 16 beschrieben, mit Blutkörperchen B MN bzw. A MN oder 0 MN absorbiert, bis es rein ist.

3. Die Sera Anti-A_1 und Anti-A_2.

Das *irreguläre Agglutinin* α_1, das bei der Gruppe A_2 und A_2B manchmal vorkommt, kann man zur Bestimmung von A_1-Blutkörperchen benutzen. Doch ist es nur sehr selten kräftig, auch hat es Neigung, bei tiefer Temperatur mit A_2 eine Kälteagglutination zu geben. Seine Verwendung bringt keinen besonderen Vorteil, zumal es sich auch nicht hält.

Besser sind hergestellte Anti-A_1-Seren (α_1). Ein gutes B-Serum (α), das gegen A_1-Blutkörperchen wesentlich stärker als gegen A_2 gerichtet ist, wird nach Inaktivieren mit bekannten A_2-Blutkörperchen absorbiert. Die Blutkörperchen werden zweimal gewaschen und dem Serum im Verhältnis von 1:4 zugesetzt. Das Gemisch bleibt bei Zimmertemperatur stehen. Nach etwa $^1/_4$ Stunde wird das Glas einmal umgeschwenkt und im ganzen nach $^1/_2$ Stunde erfolgt die Prüfung mit Blutkörperchen A_1 und A_2. Ist der Abguß nicht 10 Minuten lang rein, so wird mit einer ganz geringen Menge der Blutkörperchen nachabsorbiert. Das so gewonnene Serum muß wenigstens 10 Minuten nur auf Blutkörperchen A_1 wirken. Es hat gewöhnlich einen Titer von 1:8 bis 16.

Zum Nachweis von A_2 ist das irreguläre α_2 auch nicht besonders brauchbar. Es empfiehlt sich vielmehr die Herstellung eines Anti-A_2-Serums. Man benutzt dazu Rinderseren. Von diesen werden etwa 20—30 bei 56° $^1/_2$ Stunde lang inaktiviert. Darauf titriert man sie gegen A_1- und 0-Blutkörperchen aus. Unbrauchbar sind alle Seren, die gegen A_1 einen höheren Titer als gegen 0 haben. Hat eines von ihnen gegen beide Blutkörperchen den gleichen Titer, dann ist es nur brauchbar, wenn es besonders stark ist.

Rinderserum	$^1/_1$	$^1/_2$	$^1/_4$	$^1/_8$	$^1/_{16}$	$^1/_{32}$	$^1/_{64}$	$^1/_{128}$
+ Bk. A_1	+++	+++	+++	++	+			
+ Bk. 0	+++	+++	+++	+++	++	++	+	(+)

Nur etwa 10% der Rinderseren sind verwendbar. Zur Gewinnung des Anti-A_2-Serums (bzw. Anti-0) wird mit zweimal gewaschenen A_1B-Blutkörperchen im Verhältnis von 4 Teilen Serum zu 1 Teil Blutkörperchen absorbiert. Ist das Serum dann noch nicht rein, so muß mit geringer Menge Blutkörperchen nachabsorbiert werden.

Bevor die so gewonnenen α_1- und α_2-Seren in Gebrauch genommen werden, sind sie mit zahlreichen Blutkörperchen auf Reinheit zu prüfen, und zwar das α_1 mit verschiedenen A_2 und 0-Blutkörperchen und das α_2 mit verschiedenen A_1-Blutkörperchen. Es besteht immer die Möglichkeit, daß sie eine Reaktion mit einem anderen Faktor, der im Blut enthalten ist, eingehen können. Erfolgt die Zusammenballung auch nur in einem Falle dort, wo sie nicht sein soll, so ist das Serum auszuschalten.

Mit Erfolg verwendet man zum Nachweis des A_2 auch 0-spezifische SHIGA-Antiseren von der Ziege oder vom Kaninchen.

4. Die Immunantisera M und N.

Die Immunantisera M und N werden durch Behandlung von Kaninchen mit Blutkörperchen 0M und 0N gewonnen. Man will auf diese Weise eine Bildung von Antistoffen gegen die Eigenschaften M bzw. N erzielen. Ausgewachsene Tiere mit möglichst großen Venen in den Löffeln werden in der Zeit des Grünfutters intravenös gespritzt. Graue und schwarze scheinen besonders geeignet zu sein, sind aber auch für anaphylaktische Störungen empfänglicher. Die Methode der Behandlung ist eine verschiedene.

α) Die Vorbehandlung der Tiere.

Wir spritzen 0M- (bzw. 0N-) Blutkörperchen jeden zweiten Tag, und zwar am ersten Tage 3 ccm zweimal gewaschener Blutkörperchen in 10 ccm physiologischer Kochsalzlösung, beim nächsten Mal 2 ccm zweimal gewaschener Blutkörperchen und in der Folge 1 ccm in 10 ccm physiologischer Kochsalzlösung. Nach 12 Injektionen wird eine Probeuntersuchung des Kaninchenserums vorgenommen. Wir haben auch versucht, durch Omnadineinspritzungen die Bildung der Antikörper anzuregen. Um zu vermeiden, daß solche gegen andere im menschlichen Blut vorhandene, zum Teil noch nicht bekannte Faktoren gerichtete entstehen, werden 0M- (bzw. 0N-) Blute verschiedener Personen abwechselnd gespritzt. Da nicht jedes Blut zur Immunisierung gleich gut geeignet ist, hat die Methode den Vorteil, daß wohl auch das geeignetste Blut mit dem Tier übertragen wird.

OLBRICH[1] gibt den Tieren in steigenden Mengen 5—8 ccm einer 10—20proz. Blutkörperchenaufschwemmung in Abständen von 3—4 Tagen, durchschnittlich 6—8mal. Eine Woche nach der letzten Injektion werden die Tiere getötet. Von ihm ist auch die gleichzeitige passive und aktive Immunisierung erfolgreich versucht worden. In dreitägigen Abständen erhalten die Kaninchen mehrmals einige Kubikzentimeter von gutem Anti-M- (bzw. Anti-N-) Kaninchenserum intravenös. Nach einem Intervall von 3—4 Tagen folgen mindestens 6 intravenöse Injektionen mit 6 ccm einer 10proz. Blutkörperchensuspension.

Von ARAKI wird empfohlen, das 0M- (bzw. 0N-) Blut mit Anti-0N- (bzw. Anti-0M-) Kaninchenserum zu sensibilisieren und dem Tier in üblicher Weise intravenös zu injizieren. Dadurch soll das Nachabsorbieren des gewonnenen Antiserums wegen der geringen Produktion von unspezifischen Agglutininen erspart werden. Er hat auch bei anderen Versuchen dem Kaninchen am dritten oder vierten Tage nach der letzten Injektion von 0M- (bzw. 0N-) Blut eine kleine Menge 0N- (bzw. 0M-) Blut intravenös gegeben. Nach 2 Tagen wird das Tier getötet. Es soll durch diese Behandlung eine in vivo Absorption der artspezifischen Agglutinine vor der Blutentnahme erfolgen.

In letzter Zeit hat WILDFÜHR[2] eine Methode angegeben, die recht gute Resultate haben soll. Das Tier erhält 6—10 intravenöse Injektionen von je 6 ccm einer 20proz. Blutkörperchensuspension. Mit jeder Einspritzung wird gleichzeitig *1 mg l-Ascorbinsäure* (Vitamin C) gegeben.

Nicht alle Tiere bilden die entsprechenden Antikörper. Wir haben mit unserer Behandlung bei 20—30% der mit 0M-Blut behandelten Kaninchen brauchbare Antiseren erhalten und in etwa 30—40% der mit 0N-Blut gespritzten Tiere. WILDFÜHR will 50% Erfolg haben, OLBRICH mit seiner Methode noch mehr. Es empfiehlt sich, wenigstens je 10 Tiere zur Immunisierung in Behandlung zu nehmen.

---

[1] Schrifttumsangabe bei WILDFÜHR a. a. O.

[2] WILDFÜHR: Über Immunisierungsversuche zwecks Gewinnung brauchbarer Anti-M- und Anti-N-Immunseren. Z. Immun.forsch. **36**, 486 (1939).

β) Die Voruntersuchung des Rohserums[1].

Ist die Zeit der Injektionen abgelaufen, dann entnimmt man etwa 3—4 Tage nach der letzten Einspritzung dem Tier etwas Blut aus der Ohrvene. Das aus ihm gewonnene Serum wird inaktiviert und auf dem Objektträger gegen 0M und 0N austitriert, nachdem es vorher im Verhältnis von 1:300 mit physiologischer Kochsalzlösung verdünnt worden ist. Die Titerdifferenz zwischen dem 0M- und 0N-Blut spielt eine gewisse Rolle. Handelt es sich um ein Anti-M-Serum und ist der Titer mit M-Blutkörperchen wenigstens 2 Stufen höher als mit N-Blutkörperchen, dann ist das Serum brauchbar, wenn es an sich keinen zu niedrigen Titer hat. Es enthält Anti-M als stärksten Antistoff.

Rohserum Anti-M	$^1/_{300}$	$^1/_{600}$	$^1/_{1200}$	$^1/_{2400}$	$^1/_{4800}$	$^1/_{9600}$
+ BK M	++++	+++	+++	+++	++	(+)
+ BK N	+++	+++	++	(+)	—	—

Die Titerdifferenz beträgt 2 Stufen. Seren mit hoher Titerdifferenz geben aber nicht immer besonders gute Gebrauchsseren. Es hängt viel von der Absorbierbarkeit des Rohserums ab.

Deshalb wird eine *Probeabsorption* vorgenommen. Durch eine solche sollen möglichst alle Antistoffe, die sich in dem Rohserum finden, mit Ausnahme des gewünschten Anti-M (bzw. Anti-N) entfernt werden. Das geschieht durch menschliche Blutkörperchen, die nicht den gleichen Faktor M (bzw. N) haben. Solche binden die unerwünschten Antikörper, und es bleibt das Anti-M (bzw. Anti-N) im gereinigten Serum. Bei der Probeabsorption wird das Rohserum auf 1:10 mit physiologischer Kochsalzlösung verdünnt und zweimal mit je $^1/_2$ Vol. zweimal gewaschener heterologer Blutkörperchen $^1/_2$ Stunde absorbiert. Der Abguß wird austitriert, und es ergibt sich dann z. B. folgendes Bild:

Abguß Anti-M	$^1/_{10}$	$^1/_{20}$	$^1/_{40}$	$^1/_{80}$	$^1/_{160}$	$^1/_{320}$	$^1/_{640}$	$^1/_{1280}$	$^1/_{2560}$
+ Bk M	+++	+++	+++	+++	+++	++	++	+	(+)
+ Bk N	+++	++	+	—	—	—	—	—	—

Das Serum ist noch nicht rein, die Titerdifferenz beträgt $5^1/_2$ Stufen. Das Rohserum ist danach zur Herstellung von Gebrauchsseren brauchbar. Nachdem das Tier narkotisiert ist, wird

---

[1] Siehe auch OLBRICH: Über die Herstellung und Absorption von Anti-M- und Anti-N-Immunseren unter besonderer Berücksichtigung der Absorptionstechnik zur Erzielung optimaler Abgüsse. Z. Immun.forsch. **88**, 63 (1936).

es durch Verbluten aus den Halsgefäßen getötet. Das Serum wird durch Absetzenlassen und Zentrifugieren des Blutes gewonnen und inaktiviert.

γ) Die Herstellung von Gebrauchsseren.

Die Rohseren sind zu numerieren, etwa so, daß das Anti-M von 100 ab zählt und das Anti-N von 200 ab. Über jedes von ihnen ist ein Protokoll über die Herstellung eines guten Gebrauchsserums zu führen. Solche Antiseren müssen rein sein, d. h. sie dürfen mit anderen außer den homologen Blutkörperchen bis wenigstens 10 Minuten keine Agglutination auf dem Objektträger geben. Sie müssen kräftig sein. Gefordert wird nach den Richtlinien des R.I.M. ein *Mindesttiter* von 1:16. (S. 80.)

Jedes Rohserum muß, um von ihm das beste Gebrauchsserum zu erhalten, anders behandelt werden. Dabei spielen eine Rolle die Stärke der *Ausgangsverdünnung* des Serums für die Absorption, die Eigenschaften der zum Absorbieren *benutzten Blutkörperchen*, ihre *Menge*, wie die *Zahl der Absorptionen* und noch manche Kleinigkeiten. Am geeignetsten ist es bei Zimmertemperatur zu absorbieren. Es ist wesentlich schwieriger, ein Gebrauchsserum-Anti-N mit einem hohen Titer von 1:64 und höher zu erhalten, als ein Anti-M, bei dem das leicht gelingt. Welches der beste Weg zur Erzielung des besten Gebrauchsserums ist, muß ausprobiert werden. Wie schon gesagt, ist die Titerdifferenz dafür nicht immer ein Maßstab.

Vom Rohserum werden 4 Verdünnungen, und zwar 1:10, 1:20, 1:40 und 1:60 hergestellt. Ihnen werden $^1/_2$ Volumen zweimal gewaschener Blutkörperchen 0M (bzw. 0N) zugesetzt. Auch AM (bzw. AN) ist brauchbar. Das Serumblutgemisch wird $^1/_2$ Stunde bei Zimmertemperatur mit einmaligem Umschwenken des Glases stehengelassen und dann zentrifugiert. Die Temperatur, bei der die Absorption vorgenommen wird, muß sich nach der Temperatur richten, bei welcher die Untersuchungen erfolgen. Die Wirkung der Antikörper hängt davon ab. Ein Serum, das z. B. bei Zimmertemperatur brauchbar ist, wird bei tiefer Temperatur häufig sehr schnell unrein. Die vier Abgüsse titriert man gegen bekannte AM- und AN-Blutkörperchen aus.

Da diese noch nicht rein sind, muß nachabsorbiert werden. Dem ersten Abguß wird etwa $^1/_2$ Volumen, dem zweiten $^1/_4$ Volumen und dem dritten und vierten je $^1/_8$ Volumen zweimal gewaschener Blutkörperchen erneut zugesetzt. Die Menge der Blutkörperchen richtet sich nach dem Grade der Unreinheit. Nimmt man zuviel, dann wird das Serum natürlich auch rein, aber sein Titer gegen homologe Blutkörperchen sinkt mit.

Wenn auch jetzt die Abgüsse noch nicht sauber sind, dann werden sie mit einigen wenigen Tropfen Blutkörperchen nachabsorbiert. Die Verdünnung, die den höchsten Titer ergibt, ist die geeignetste. Bevor wir aber dieses Serum als brauchbar bezeichnen, müssen wir es mit *verschiedenen* Blutkörperchen M (bzw. N) auf *Reinheit prüfen*. Gar nicht so selten kommt es vor, daß eine Agglutination mit 2 oder 3 verschiedenen heterologen Bluten *nicht* eintritt und mit einem vierten *vorhanden* ist. Besonders ist dies bei den Antiseren N der Fall. Es besteht vielleicht eine gewisse Affinität zwischen M und N, man muß aber auch daran denken, daß sich in dem Tierserum Antikörper gegen zum Teil unbekannte Faktoren finden können. Es soll möglichst die Kontrolle mit allen Kombinationen M (bzw. N) mit dem AB0-System vorgenommen werden.

Wie schon gesagt, ist jedes Rohserum *anders* zu behandeln. Nur durch Versuche können die Bedingungen gefunden werden, die die besten, d. h. höchsten und reinsten Gebrauchsseren ergeben. Auch ist nicht jedes 0M- bzw. 0N-Blut zur Absorption gleich gut für jedes Rohserum verwendbar. Die Forderung, daß der Untersucher die Seren selbst gewinnen soll, ist deshalb durchaus berechtigt. Mit gekauften Rohseren werden hochwertige Gebrauchsseren schwerlich gewonnen werden können. Zur Absorption verwendet man *frische* Blute, gekochte Blutkörperchen sind brauchbar, doch nicht so vorteilhaft.

Besonders *hochwertige Antiseren N* erzielten wir, wenn wir manche Rohseren auf 1:10 verdünnten und ihnen tropfenweise im Laufe von 10 Minuten das $^1/_2$fache des Volumens dreimal gewaschener Blutkörperchen M zusetzten und $^1/_2$ Stunde bei Zimmertemperatur und 5 Minuten im Eisschrank absorbierten. Dabei fiel uns auf, daß das Resultat besser wurde, wenn wir nicht gewöhnliche Reagensgläser, sondern *breite* Gläser mit einem Lumen von etwa 3 cm gebrauchten. Solche hohen Seren mit einem Titer von 1:128 und höher halten sich aber nicht. Oft sind sie schon am nächsten Tage unrein. Die üblichen Gebrauchsseren werden, wenn sie längere Zeit bei Zimmertemperatur stehen, auch bald unsauber. Deshalb ist es erforderlich, sie sofort nach Gebrauch in den Eisschrank zu stellen. Länger als 8 Tage bleiben sie trotzdem nicht immer rein. Ein Zusatz von Toluol soll sich bewährt haben.

Für eine Untersuchungsmethode werden noch besonders reine Seren, die nicht vor $^1/_2$ Stunde mit heterologen Blutkörperchen eine Agglutination geben, gebraucht. Sie werden durch Absorbieren mit großen Mengen Blutkörperchen gewonnen. Dadurch sinkt aber auch ihr Titer gegen homologe Blutkörperchen, doch ist bei dieser Untersuchung ein Titer von $1/_{32}$ noch brauchbar.

5. Eingeengte Immunantisera[1].

Als bei uns eine Eigenschaft N im menschlichen Blut zum ersten Male entdeckt wurde, die mit den üblichen Untersuchungsmethoden und mit guten Gebrauchsantiseren nicht festzustellen war, bemühten wir uns, einen Weg zum Nachweis dieses schwachen N (N_2) zu finden. Wir stellten eingeengte Seren her, die manchmal einen Titer von 1:128 hatten. Als besonders gut erkannte Rohseren Anti-N wurden je nach ihren Eigenschaften auf 1:80 oder 1:100, auch auf 1:200 verdünnt. Zur Absorption wurde eine Mischung von frisch entnommenen OM- und AM-Blutkörperchen *verschiedener* Personen benutzt. Damit wollten wir erreichen, daß etwaige andere in dem Rohserum enthaltenen Faktoren gebunden werden, die vielleicht in einem Blut allein nicht vorhanden waren. Die Menge der dreimal gewaschenen frischen Blutkörperchen betrug etwa $1^1/_4$ Volumen der Rohserumverdünnung. Die Absorption mußte gegebenenfalls mit geringen Mengen Blutkörperchen wiederholt werden, bis der Abguß *wenigstens* 1 Stunde lang mit *verschiedenen* M-Blutkörperchen keine Agglutination ergab.

Die so gewonnenen hochgradig reinen, wenn auch sehr schwachen Seren wurden im Vakuum eingeengt. Dazu hat sich ein von KÜNKELE[2] konstruierter Apparat bewährt. Je nach der Menge des Serums dauert es 12—24 Stunden, um eine solche Einengung auf 1:10 des Volumen zu erzielen. Zum Ausgleich des Salzgehaltes wird anschließend etwa 12 Stunden dialysiert. Nicht selten ergibt die Prüfung, daß das Serum dann noch nicht rein ist. Es muß deshalb erneut mit geringer Menge Blutkörperchen absorbiert werden. Gefordert wird, daß das eingeengte Serum wenigstens 20 Minuten mit frischen heterologen Blutkörperchen keine Agglutination gibt. Tritt Hämolyse ein, dann ist der Salzgehalt nicht ausgeglichen oder die Temperatur ist zu hoch. Der Nachweis des N_2 gelingt mit eingeengten Seren einwandfrei. Dabei ist es bemerkenswert, daß manchmal schwächere Seren im Gegensatz zu stärkeren eine Agglutination geben.

Diese Methode hat aber den Nachteil, daß die Gewinnung brauchbarer eingeengter Seren sehr schwierig, auch kostspielig und zeitraubend ist. Kontrollen mit sicherem N_2-Blut sind unbedingt erforderlich. Ein solches Blut steht aber den wenigsten Untersuchern zur Verfügung. Die Seren halten sich auch nicht lange. Deshalb haben wir andere Wege für den Nachweis des N_2 gesucht und gefunden, wie unten dargelegt wird.

Es sei auch erwähnt, daß wir versuchten, die an die Blutkörperchen gebundenen Agglutinine *abzusprengen* und einzuengen. Einem sehr reinen Antiserum N wird eine Mischung dreimal gewaschener ON-Blutkörperchen verschiedener Personen zugesetzt, die kräftig agglutiniert werden. Das Serum wird abgegossen, das Agglutinat vorsichtig, ohne es auseinanderzubringen, mit physiologischer Kochsalzlösung mehrmals gewaschen. Dann wird Kochsalzlösung etwa im gleichen Volumen des Ausgangsserums zugesetzt. Nach

---

[1] PIETRUSKY: Über die praktische Brauchbarkeit der Blutfaktoren M und N zum Vaterschaftsnachweis, zugleich ein Beitrag zum Nachweis des defekten N-Rezeptors (N_2). Münch. med. Wschr. **1936**, 1123.

[2] KÜNKELE: Vakuumapparatur zur Herstellung besonders starker Anti-N-Seren. Münch. med. Wschr. **1936**, 152a.

kräftigem Aufschütteln wird das Gemisch im Wasserbade von 50° erwärmt und bei gleicher Temperatur in besonders nach Art der Thermosflasche gebauten Zentrifugierröhrchen ausgeschleudert. Die Kochsalzlösung, welche jetzt die bei so hoher Temperatur freigewordenen Agglutinine enthält, wird abgehebert. Die Einengung erfolgt wie oben. Auch dieser Methode haften die erwähnten Mängel an.

c) Die Testblutkörperchen.

Für die Untersuchung des Serums des unbekannten Blutes bei der Blutgruppenbestimmung und zur Kontrolle der Testsera sind bekannte Blutkörperchen erforderlich, und zwar von den Gruppen A_1, A_2, B, 0, M, N, MN, wobei natürlich z. B. bei einer Kombination 0M dieses Blut sowohl zur Prüfung auf 0, wie auf M benutzt werden kann. Die Auswahl erfolgt nach Titrierung der Blutkörperchen verschiedener Personen mit einem guten entsprechenden Isoserum in steigender Verdünnung. Diejenigen, welche bei der stärksten Serumverdünnung noch agglutiniert werden, sind am empfindlichsten.

Werden Blutkörperchen in physiologischer Kochsalzlösung *aufgeschwemmt*, wie es für die Untersuchung *erforderlich* ist, dann halten sie sich nicht lange. Es ist deshalb notwendig, jeden oder jeden zweiten Tag *frische* Aufschwemmungen zu machen. Schrumpfen die Blutkörperchen, was bei nicht einwandfrei isotonischer Kochsalzlösung sehr schnell geschieht, dann schwächen sich die Rezeptoren sehr stark ab. Fehlbestimmungen können so leicht eintreten. Man soll möglichst mit denselben Blutkörperchen arbeiten, weil man deren Verhalten kennt. Es empfiehlt sich, die geeigneten Gruppen unter den Institutsangehörigen als Spender auszuwählen. Da eine Aufschwemmung von 1—2% gebraucht wird, genügt die Entnahme von 2 bis 3 Tropfen Blut aus dem Ohr. Ist es aus irgendeinem Grunde nicht möglich, jeden oder jeden zweiten Tag frische Testblute zu erhalten, so kann man das Blut in trockenen, sterilen Capillaren aufziehen und hier einschmelzen. In Verbindung mit dem Serum halten sich die Blutkörperchen im Eisschrank bei einer Temperatur von $+ 5$ bis $+ 10°$ 1—2 Wochen. Bei tieferer Temperatur werden sie bald hämolysiert. Auch hat sich eine *Konservierung* der aufgeschwemmten Blutkörperchen mit *Formalin* im gleichen Verhältnis wie oben gesagt, bewährt. Von Amerikanern wird nach einer Mitteilung HOLZERS[1] eine monatelange Haltbarkeit durch Zusatz einer Citrat-Glykose-Mischung erzielt (2 Teile 3,8proz. Natriumcitratlösung und 5 Teile 5,4proz.

---

[1] HOLZER: a. a. O.

steriler Glykoselösung mit 3 Teilen sterilen Vollblutes). Zur Vermeidung einer Pseudoagglutination bei der Untersuchung setzt LATTES[1] den Blutkörperchen Lecithin zu.

Manchmal ist es erwünscht, eine Gerinnung des Blutes zu vermeiden, z. B. wenn dieses zur Herstellung von Immunantiseren benutzt werden soll. Ein Zusatz von 3,8proz. Natr. cytric.-Lösung im Verhältnis von 2:10 ist dazu zu empfehlen.

Die zur Aufschwemmung gebrauchte physiologische Kochsalzlösung oder Normosallösung muß natürlich rein sein. Durch Bakterien kann auch hier eine Verunreinigung herbeigeführt werden, die die Aufschwemmungen panagglutinieren läßt.

d) Die Apparatur.

Eine Blutgruppenbestimmung kann im allgemeinen nicht ohne die in einem Laboratorium vorhandene Einrichtung ordnungsmäßig durchgeführt werden. Ein Eisschrank wird gebraucht, um die Blute und Seren aufzubewahren. Dazu genügt eine Temperatur von etwa $+2$—$5°$. Am geeignetsten ist ein elektrischer, sich selbst regulierender Schrank. Rohseren, die für die Herstellung von Immunantiseren gebraucht werden, hält man im gefrorenen Zustand bei einer Temperatur von etwa $-2°$. Ein besonders abgeschlossenes Abteil im Schrank kann zusätzlich von den Fabriken geliefert werden, in dem dauernd diese Temperatur besteht. Wir haben Rohseren, die wir vor 8 Jahren herstellten, bis jetzt in gebrauchsfähigem Zustand so erhalten. Es sind weiter eine elektrische Zentrifuge mit hoher Umdrehungszahl, sowie die üblichen Reagensgläschen, Objektträger, Pipetten usw. erforderlich.

Von Reagensgläsern haben wir drei Sorten, die einen mit weitem Lumen von 2—3 cm, die auch in die Zentrifuge passen; für die Absorption von M und N benutzen wir Gläschen mit einer lichten Weite von 1 cm und einer Länge von 8 cm. Zur Blutgruppenbestimmung werden Zwergreagensröhrchen von etwa 6—8 cm Länge und einer lichten Weite von etwa $^1/_2$ cm gebraucht.

Capillaren sollen nicht zu fein für die gewöhnlichen Untersuchungen sein und etwa einen Durchmesser von 1 mm haben. Um sie vor Verunreinigung zu schützen, empfiehlt sich ein Holzgestell, wie Abb. 1 zeigt.

---

[1] LATTES: Methoden zur Bestimmung der Individualität des Blutes. Abderhaldens Hdb. d. biol. Arbeitsmethoden III, 2, 5 (1927).

Die Hülsen der Zentrifuge sollen mit großen und deutlich sichtbaren Zahlen versehen sein. Für sie haben wir einen besonderen Ständer anfertigen lassen, auf dem ebenfalls die Plätze für diese Hülsen numeriert sind (Abb. 1). Es werden Verwechslungen vermieden, wenn die zu zentrifugierenden Gläschen einer Person in die richtigstehenden Hülsen des Ständers getan bzw. aus ihnen herausgenommen werden. Diese Anordnung entspricht dem unten beschriebenen Untersuchungsständer.

Für die *Objektträgeruntersuchung* können gewöhnliche Objektträger benutzt werden.

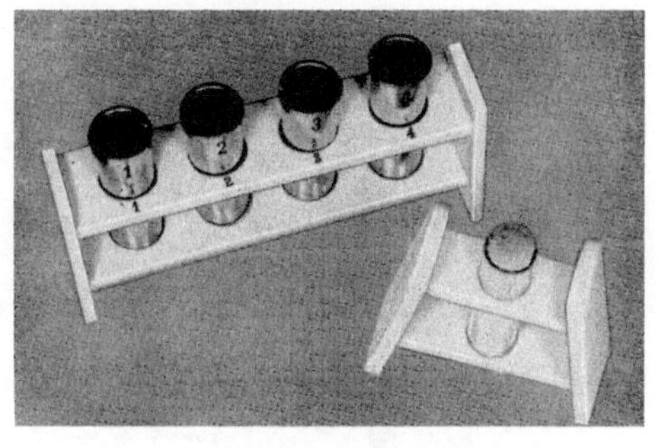

Abb. 1. Numerierte Zentrifugenhülsen im Ständer. Ständer mit Capillaren.

Andere gebrauchen Glas- oder Porzellanplatten, die runde Duckeln, ähnlich wie für die Untersuchung im hängenden Tropfen, haben. Wir halten diese für nicht vorteilhaft, weil schwache Reaktionen nicht genügend hervortreten. Es empfiehlt sich, den Gemischtropfen auf dem Objektträger so lang auszuziehen, daß ein Hin- und Herschwanken der Flüssigkeit ohne Eintrocknung möglich ist.

Um Verwechslungen vorzubeugen, haben sich uns Kennzeichen an den zur Blutgruppenbestimmung benutzten kleinen *Reagensgläschen* bewährt. Für die Mischung der unbekannten Blutkörperchen mit dem Serum A (β) ist das Gläschen ohne Zeichen da, für Serum B (α) hat das Gläschen einen braunen Punkt, für das Serum 0 einen grünen. Die Mischung des unbekannten Serums mit bekannten Blutkörperchen A kommt in ein Gläschen mit weißem Rand, die Blutkörperchen B in ein solches mit blauem Rand. Die Anti-M-Seren werden mit den unbekannten Blutkörperchen in Gläschen mit einem weißen Punkt und die Anti-N-Seren in Gläschen mit einem schwarzen Punkt zusammengebracht.

Für die Untersuchung im Reagensglas haben wir einen besonderen Untersuchungsständer, der es gestattet, die Bestimmung von 4 Personen (entsprechend den 4 Hülsen in der Zentrifuge) gleichzeitig durchzuführen (Abb. 2). Es sind in ihm 2 Plätze für Röhrchen in der Größe einer Venüle. Auf Platz 1 kommt die genau bezeichnete Venüle des zu untersuchenden Blutes. Außerdem wird an dieser Stelle ein Etikett mit dem Namen der Person am Rande festgeklebt. Auf Platz 2 kommt das zum Teil abgeheberte unbekannte Serum. In Nr. 3 und 4 kommen je eine Blutkörperchenaufschwemmung der unbekannten Blutkörperchen, für

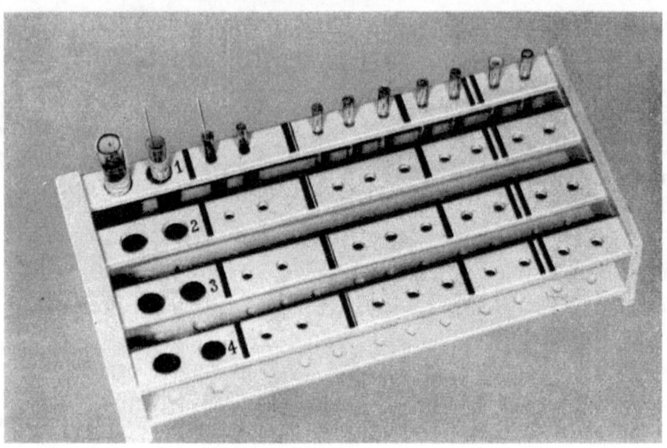

Abb. 2. Untersuchungsständer für die Gruppenbestimmung im Zwergreagensgläschen.

die Untersuchung auf dem Objektträger und für die Untersuchung im Reagensglas. Nr. 5—7 enthält die oben erwähnten bezeichneten Gläschen für die bekannten Seren A, B und 0, mit den unbekannten Blutkörperchen. Nr. 8 und 9 stehen für die Immunseren Anti-M und Anti-N zur Verfügung und in Nr. 10 und 11 kommen die bekannten Blutkörperchen A und B mit dem unbekannten Serum. Auf diese Weise glauben wir, daß eine Vertauschung wohl nicht eintreten kann.

III. Die Blutgruppenbestimmung.

a) Die Bestimmung der Eigenschaften AB0.

Die Testseren, vor allem wenn sie selbst gewonnen und nicht steril aufbewahrt werden, halten sich nicht unbegrenzt. Noch weniger ist das der Fall bei den Testblutkörperchen. Deshalb sind

1. *vor jeder Untersuchung Testseren und Testblutkörperchen nach der positiven und nach der negativen Seite hin (Panagglutination), also auf Wirksamkeit und Reinheit, zu prüfen.* Wir machen das nach folgendem Schema:

	Bk. A₂	Bk. B	Bk. 0
1. I. A-Serum			
2. II. A-Serum			
3. I. B-Serum			
4. II. B-Serum			
5. I. 0-Serum			
6. II. 0-Serum			

	Bk. M	Bk. N	Bk. MN
7. I. Anti-M-Serum .			
8. II. Anti-M-Serum .			
9. I. Anti-N-Serum .			
10. II. Anti-N-Serum .			

Die Titerbestimmung der Immunantiseren muß etwa alle 4 bis 5 Tage erfolgen, die der Isoseren alle 14 Tage.

Noch häufig wird die Blutgruppenbestimmung so vorgenommen, daß je 1 Tropfen eines gekauften Testserums A und B mit je 1 Tropfen Blut auf den Objektträgern vermischt wird. Auf diese Weise ist *kein* einwandfreies Resultat zu erwarten. Einmal kann es zur *Eintrocknung* der Blutkörperchen an den Rändern kommen und eine Zusammenballung kann vorgetäuscht werden. Dann kann auch ein brauchbares Serum die Fülle der Blutkörperchen nicht immer bewältigen und es kann eine Reaktion fehlen, wo sie vorhanden sein muß. Schließlich wird das Testserum durch das im zugesetzten Blut vorhandene Serum bzw. durch die hier vorhandenen Hemmungsfaktoren in seiner Wirksamkeit geschwächt. Es muß gefordert werden, daß

2. *alle Blutkörperchen bei der Blutgruppenbestimmung in einer frisch hergestellten 1—2proz. Aufschwemmung in physiologischer Kochsalzlösung gebraucht werden.*

Die Untersuchung allein auf die agglutinable Substanz kann zu Fehlern führen, sei es, daß die Receptoren zu schwach sind und eine kaum wahrnehmbare Agglutination übersehen wird, oder daß bei einer Untersuchung im Winter im ungeheizten Raum durch die Kälteagglutination eine normale Reaktion vorgetäuscht wird. Deshalb ist es zur sicheren Bestimmung notwendig, daß sowohl

3. *die Blutkörperchen wie das Serum eines Blutes zur Blutgruppenbestimmung untersucht werden.*

Aber selbst dann kann es zur Fehlbestimmung kommen, die durch irreguläre Agglutinine verursacht sein kann. Man kann sich meist davor schützen, indem man auch mit dem Serum 0 die unbekannten Blutkörperchen untersucht. Es ergibt sich dann folgendes *Untersuchungsschema*, das von wenigen Ausnahmen abgesehen, genügt:

$$
\begin{aligned}
\text{Bk. X} + \text{Ser. A} \,(\beta) \quad &= \\
\text{,, X} + \text{,, B} \,(\alpha) \quad &= \\
\text{,, X} + \text{,, 0} \,(\alpha + \beta) &= \\
\text{Ser. X} + \text{Bk. A} \quad &= \\
\text{,, X} + \text{,, B} \quad &=
\end{aligned}
$$

1. Die Objektträger- und Reagensglasmethode.

Je ein Tropfen der Blutkörperchenaufschwemmung und des Serums werden auf einem Objektträger oder einer Untersuchungsplatte zusammengebracht und mit einem Glasstabe durchmischt. Darauf wird langsam hin und her geschwenkt und nach 5 bis 10 Minuten abgelesen. Eine *Eintrocknung* des Gemisches ist auf jeden Fall zu vermeiden. Liegt eine Agglutination vor, dann finden sich mehr oder weniger dicke Klumpen von Blutkörperchen, im negativen Falle liegen diese einzeln in der Flüssigkeit (Abb. 3). Eine mikroskopische Ablesung ist unter normalen Verhältnissen nicht erforderlich. Die Objektträgermethode ist genauer als die Untersuchung im Reagensglas.

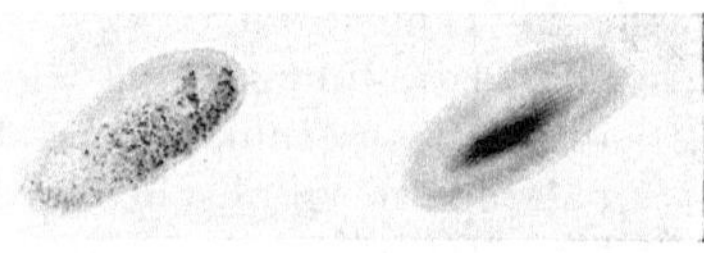

Abb. 3. Links positive, rechts negative Agglutination auf dem Objektträger.

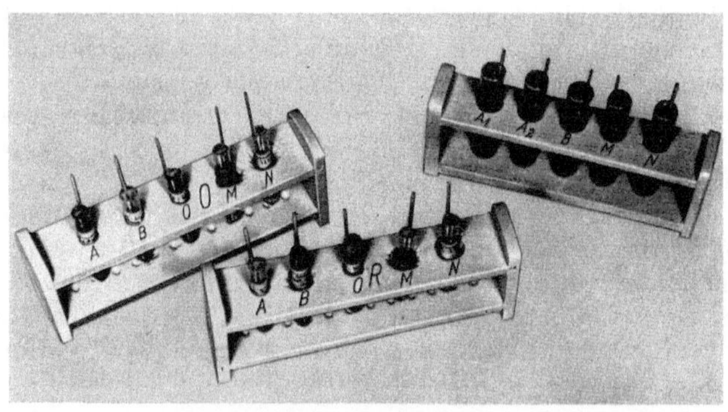

Abb. 4. Ständer für Testseren zur Untersuchung auf dem Objektträger (O) und im Reagensglas (R) und Ständer für Testblutkörperchen.

In Zwergreagensgläsern werden je 1 Tropfen Blutkörperchenaufschwemmung und Serum zusammengebracht, gut durchgeschüttelt und nach 2—3 Minuten langem Stehen bei etwa 1500 Umdrehungen 1 Minute zentrifugiert, oder die Gemische werden 2 Stunden lang bei 37° stehen gelassen. Die Blutkörperchen haben sich am Grunde des Gläschens abgesetzt. Durch leichtes Beklopfen verteilen sie sich im negativen Falle wieder völlig in der Flüssigkeit; liegt ein positives Ergebnis vor, dann schwimmen sie zu einem feinen Häutchen oder zu größeren Klümpchen zusammengebacken in dem klaren Serum.

Bei der Bestimmung für die Gerichte sind mit *zwei verschiedenen Serien* von Testseren A, B und 0 die Untersuchungen auf dem Objektträger wie im Reagensglas vorzunehmen, von denen eine staatlich geprüft sein muß (Abb. 4).

Die Gruppe 0.

Es kann sich folgendes Bild ergeben:

$$Bk. X + Ser. A = -$$
$$,, X + ,, B = -$$
$$,, X + ,, 0 = -$$
$$Ser. X + Bk. A = +$$
$$,, X + ,, B = +$$

d. h. die zu untersuchenden Blutkörperchen werden vom Serum keiner Gruppe zusammengeballt. Sie gehören demnach zu 0. Die Kontrolle durch die Untersuchung des unbekannten Serums, die in allen Fällen positiv ist, bestätigt die Diagnose.

Es kann auch folgendes eintreten:

$$Bk. X + Ser. A = -$$
$$,, X + ,, B = -$$
$$,, X + ,, 0 = -$$
$$Ser. X + Bk. A = -$$
$$,, X + ,, B = +$$

Hier handelt es sich nach der Untersuchung der Blutkörperchen um die Gruppe 0, nach der des Serums aber um die Gruppe A. Das Ergebnis kann demnach nicht stimmen. Es kommt, wenn auch sehr selten einmal vor, daß das Serum 0 eines Erwachsenen mit seinem Agglutinin α (oder auch β) keine Zusammenballung hervorruft. Die Blutkörperchen werden entweder sofort hämolysiert oder aber erst nach längerer Zeit ohne Auftreten einer Agglutination. Wenn man ein solches Serum $^1/_2$ Stunde bei 56° inaktiviert oder es mit physiologischer Kochsalzlösung verdünnt, dann reagiert es normal.

Es kann sein:

$$Bk. X + Ser. A = -$$
$$,, X + ,, B = -$$
$$,, X + ,, 0 = -$$
$$Ser. X + Bk. A = -$$
$$,, X + ,, B = -$$

Die Agglutinine des zu untersuchenden Serums reagieren noch nicht, was bei Kindern unter einem Jahr öfter beobachtet wird. Hier ist für das Gericht die Untersuchung nach einigen Monaten, wenn die Bildung erfolgt ist, zu wiederholen. Bei der Bluttransfusion ist, wenn das Ergebnis der Serumuntersuchung auch mikroskopisch negativ bleibt, allein nach dem Verhalten der Blutkörperchen die Diagnose zu stellen.

Die Gruppe A.

Die Untersuchung kann folgendes Ergebnis haben:

$$\text{Bk. X} + \text{Ser. A} = -$$
$$\text{,, X} + \text{,, B} = +$$
$$\text{,, X} + \text{,, 0} = +$$
$$\text{Ser. X} + \text{Bk. A} = -$$
$$\text{,, X} + \text{,, B} = +$$

d. h. die zu untersuchenden Blutkörperchen gehören zur Gruppe A, wie auch durch die Kontrolluntersuchung bestätigt wird.

Oder das Resultat kann sein:

$$\text{Bk. X} + \text{Ser. A} = -$$
$$\text{,, X} + \text{,, B} = -$$
$$\text{,, X} + \text{,, 0} = +$$
$$\text{Ser. X} + \text{Bk. A} = -$$
$$\text{,, X} + \text{,, B} = +$$

Eine Gruppe, die ein solches Verhalten zeigt, gibt es nicht. Nach der Reaktion der unbekannten Blutkörperchen ist eine Gruppendiagnose nicht zu stellen. Das Serum reagiert wie ein Serum A. Hier liegt eine *schwache*, dem Untersucher entgangene Agglutination mit dem bekannten Serum B vor. Die Blutkörperchen haben einen schwachen Receptor für das Agglutinin α, was bei den Untergruppen A_2 (bzw. A_3) vorkommt. Auch das Serum B ist hier nicht sehr stark. Es müssen andere *kräftigere Seren* B herangezogen werden. Diese werden eine deutliche Agglutination nach 5—10 Minuten erkennen lassen. Mit dem Agglutinin α im Serum 0 erfolgt in solchen Fällen eine deutliche Zusammenballung der zu untersuchenden Blutkörperchen, was den Wert der Kontrolle auch durch dieses Serum beweist. Nicht selten wird die Gruppe 0 statt der Gruppe A falsch bestimmt!

Es kann folgendes Ergebnis vorliegen:

$$\text{Bk. X} + \text{Ser. A} = -$$
$$\text{,, X} + \text{,, B} = -$$
$$\text{,, X} + \text{,, 0} = +$$
$$\text{Ser. X} + \text{Bk. A} = +$$
$$\text{,, X} + \text{,, B} = +$$

Die Blutkörperchen zeigen das gleiche Verhalten wie im vorigen Falle. Nach der Untersuchung des Serums aber gehört das Blut zur Gruppe 0. Auch hier weist das positive Ergebnis mit Serum 0 auf eine andere Gruppe. Kräftige B-Seren werden wie vorher so auch hier ein deutliches Resultat mit den unbekannten Blutkörperchen ergeben, so daß diese dann unter die Gruppe A einzureihen sind. Nur die Agglutination des unbekannten Serums mit den bekannten Blutkörperchen A paßt zu dieser Gruppe nicht. Es handelt sich hier um ein *irreguläres Agglutinin* α_1, das, wie oben erwähnt, bei der Gruppe A_2 vorkommt. Es reagiert mit Blutkörperchen A_1, nicht mit A_2. Man wird also mit diesen *beiden* Blutkörperchenarten das unbekannte Serum prüfen. Es wird mit A_2 ein negatives Resultat ergeben. Damit ist dann erwiesen, daß es sich nicht um die Gruppe 0, auf die die Serumuntersuchung weist, handeln kann. Denn das in der Gruppe 0 enthaltene α ballt Blutkörperchen A_1 *und* A_2 zusammen.

Es ist aber auch möglich, wenn in einem kalten Raum untersucht wird, daß doch das unbekannte Serum in dem genannten Falle mit Blutkörperchen A_1 und A_2 agglutiniert. Dann handelt es sich um eine *Kälteagglutination*. Die Untersuchung ist bei 30—37° unter Vermeidung der Eintrocknung vorzunehmen. Geschieht das, dann werden durch das unbekannte Serum weder Blutkörperchen A_1 noch Blutkörperchen A_2 verklumpt, weil die Kälte- wie die irregulären Agglutinine bei dieser Temperatur nicht wirken. Um ganz sicher zu gehen, nimmt man beim Vorliegen irregulärer Agglutinine die Absorption vor.

Es kann sein:

$$
\begin{aligned}
&\text{Bk. X + Ser. A} = - \\
&\text{\,,\ \ X + \,,\ \ B} = + \\
&\text{\,,\ \ X + \,,\ \ 0} = + \\
&\text{Ser. X + Bk. A} = - \\
&\text{\,,\ \ X + \,,\ \ B} = -
\end{aligned}
$$

Hier reagiert das Serum nicht. Bei Säuglingen unter einem Jahr sind die Agglutinine manchmal noch nicht ausgebildet. Die Untersuchung ist nach einiger Zeit zu wiederholen.

Handelt es sich um das Blut eines Erwachsenen, dann liegt der sehr seltene Fall vor, daß die Agglutinine in ihrer Wirksamkeit gehemmt sind. Ein Inaktivieren des Serums oder seine Verdünnung wird es normal reagieren und die Gruppe A eindeutig erkennen lassen.

Die Untersuchung ergibt folgendes:

$$
\begin{aligned}
&\text{Bk. X + Ser. A} = - \\
&\text{\,,\ \ X + \,,\ \ B} = - \\
&\text{\,,\ \ X + \,,\ \ 0} = \pm \\
&\text{Ser. X + Bk. A} = - \\
&\text{\,,\ \ X + \,,\ \ B} = -
\end{aligned}
$$

Das unbekannte Serum hat anscheinend keine oder noch keine Agglutinine. Das positive Resultat mit Serum 0 weist auf die Gruppe A oder B. Handelt es sich um das Blut eines zu jungen Säuglings, dann ist nach einigen Monaten, wenn die Bildung der Agglutinine erfolgt ist, nochmals zu untersuchen.

Ist hier das Serum A (β) zu schwach, was allerdings kaum vorkommt, dann wird eine erneute Prüfung mit anderen Seren A ein einwandfreies Ergebnis haben. Meist ist das Serum B zu schwach, so daß eine sehr geringe Agglutination übersehen wird. Es muß, wie oben gesagt, durch stärkeres ersetzt werden. Bei einer notwendigen Bluttransfusion muß nach den Blutkörpercheneigenschaften allein die Gruppe bestimmt werden, wenn die mikroskopische Untersuchung des Serums zu keinem Resultat führt.

Handelt es sich um das Blut eines Erwachsenen, so sind die benutzten Testseren A oder B oder beide zu schwach, wie eben gesagt. Die Untersuchung muß mit brauchbaren wiederholt werden. Liegt nicht die Gruppe AB vor, dann reagieren, wie im oben genannten Falle, die Agglutinine, bzw. eins von ihnen, nicht. Das Serum ist zu inaktivieren oder zu verdünnen.

Die Gruppe B.

Das Untersuchungsergebnis ist:

$$\begin{aligned}
\text{Bk. X} + \text{Ser. A} &= + \\
\text{,, X} + \text{,, B} &= - \\
\text{,, X} + \text{,, 0} &= + \\
\text{Ser. X} + \text{Bk. A} &= + \\
\text{,, X} + \text{,, B} &= -
\end{aligned}$$

Blutkörperchen- und Serumuntersuchung stimmen überein. Es handelt sich um die Gruppe B. Bei der Diagnose B ist besondere *Vorsicht* am Platze! Hier kommen die meisten Fehlbestimmungen vor. Es ist nicht ausgeschlossen, daß ein AB bei diesem Ergebnis vorliegt. Die Receptoren A_2 bzw. A_3 sind schwach ausgeprägt. Sie sind noch schwächer in der Kombination mit B, also in A_2B bzw. A_3B. Ein an sich noch ganz brauchbares Serum B (α) gibt manchmal eine Agglutination mit den A_2-Blutkörperchen im A_2B nicht. Man wird einwenden können, daß im vorliegenden Falle ja die Kontrolle der Serumuntersuchung genau mit dem Ergebnis der Blutgruppenbestimmung übereinstimmt. Das ist richtig und trotzdem kann die Diagnose falsch sein. Es kann sich bei dem positiven Resultat des unbekannten Serums mit den bekannten Blutkörperchen A um die Wirkung eines *irregulären* α_1, das in 25% der Fälle bei A_2B vorkommt, handeln.

Man muß, um Fehler zu vermeiden, mit *verschiedenen* starken, bekannten B-Seren die unbekannten Blutkörperchen prüfen. Weiter muß man das unbekannte Serum mit bekannten Blutkörperchen A_1 und A_2 untersuchen und schließlich gegebenenfalls wie oben die Untersuchung bei etwa $37°$ vornehmen, um das irreguläre Agglutinin bzw. die Kälteagglutinine zu erkennen. Besondere Schwierigkeiten macht eine richtige Bestimmung also nicht.

Die Untersuchung gibt:

$$\text{Bk. X} + \text{Ser. A} = +$$
$$\text{,, X} + \text{,, B} = -$$
$$\text{,, X} + \text{,, 0} = +$$
$$\text{Ser. X} + \text{Ser. A} = -$$
$$\text{,, X} + \text{,, B} = -$$

Es handelt sich auch hier wieder um die Untersuchung eines zu jungen Säuglings. Es ist klar, daß in diesem Falle die Prüfung mit verschiedenen starken und reinen B-Seren besonders notwendig ist, weil die Kontrolle durch die Agglutinine des unbekannten Serums fehlt. Bei der Bestimmung für das Gericht ist, wie gesagt, nach einigen Monaten die Untersuchung unter allen Umständen noch einmal vorzunehmen.

Die Gruppe AB.

Die Untersuchung gibt folgendes Bild:

$$\text{Bk. X} + \text{Ser. A} = +$$
$$\text{,, X} + \text{,, B} = +$$
$$\text{,, X} + \text{,, 0} = +$$
$$\text{Ser. X} + \text{Bk. A} = -$$
$$\text{,, X} + \text{,, B} = -$$

Nach den Ergebnissen der Bestimmung der Blutkörperchen und des Serums handelt es sich um die Gruppe AB.

Es kann nach dem oben Gesagten vorkommen, daß das Blut sich zersetzt, und daß das THOMSENsche Phänomen einer *Panagglutination* der Blutkörperchen vorliegt. Eine solche ist anzunehmen, wenn die unbekannten Blutkörperchen mit dem *Serum AB*, das keine Agglutinine normalerweise enthält, eine Zusammenballung ergibt. Beim Vorliegen von AB empfiehlt es sich also, die Kontrolle mit Serum AB einzuschieben. Wir haben allerdings immer gefunden, daß bei zersetztem Blut auch das Serum panagglutiniert und dann folgendes Ergebnis vorlag:

$$\text{Bk. X} + \text{Ser. A} = +$$
$$\text{,, X} + \text{,, B} = +$$
$$\text{,, X} + \text{,, 0} = +$$
$$\text{,, X} + \text{,,AB} = +$$
$$\text{Ser. X} + \text{Bk. A} = +$$
$$\text{,, X} + \text{,, B} = +$$

Ein solches Blut ist zur Untersuchung *unbrauchbar*. Wenn ein Untersucher eine Blutkörperchenaufschwemmung macht, die übrigen Blutkörperchen mit dem Serum zusammen stehen läßt und die Gruppenbestimmung erst nach einem Tag oder später vornimmt, dann kann es allerdings bei den aufgeschwemmten Blutkörperchen allein zu einer Panagglutination kommen. Diese werden manchmal schon nach 24 Stunden durch Bakterien verunreinigt, während die Blutkörperchen in ihrem Serum sich länger halten.

Der Vollständigkeit halber sei erwähnt, daß das genannte Resultat, jedenfalls theoretisch, auch durch Untersuchung in strenger Kälte, also durch Kälteagglutination, hervorgerufen sein kann. Die Gebrauchsseren sollen aber möglichst frei von solchen sein.

Es liegt folgendes Ergebnis vor:

$$\begin{aligned}
\text{Bk. X} + \text{Ser. A} &= + \\
\text{,, X} + \text{,, B} &= + \\
\text{,, X} + \text{,, 0} &= + \\
\text{Ser. X} + \text{Bk. A} &= + \\
\text{,, X} + \text{,, B} &= -
\end{aligned}$$

Sind die Testseren einwandfrei, dann ist hier eine irreguläre Agglutination mit α_1 oder α_2 vorhanden. Wird mit Blutkörperchen A_1 und A_2 geprüft, so wird das unbekannte Serum nur mit A_1 oder A_2 reagieren, auch tritt eine Agglutination bei etwa 37° nicht auf. Es handelt sich um A_1B oder A_2B.

Es kann sein:

$$\begin{aligned}
\text{Bk. X} \times \text{Ser. A} &= + \\
\text{,, X} \times \text{,, B} &= + \\
\text{,, X} \times \text{,, 0} &= + \\
\text{Ser. X} \times \text{Bk. A} &= - \\
\text{,, X} \times \text{,, B} &= +
\end{aligned}$$

Bei einwandfreien Testseren und Testblutkörperchen ist die Blutgruppe AB anzunehmen. Die hier nicht passende positive Reaktion der Testblutkörperchen B mit dem zu untersuchenden Serum kann zurückgeführt werden auf das in diesem Serum vorhandene Iso-Anti-M oder Iso-Anti-N-Agglutinin, das mit dem M bzw. N in diesen Testblutkörperchen reagiert. Eine solche Möglichkeit ist äußerst selten. Sie kann natürlich bei jeder Blutgruppenuntersuchung vorkommen und die Ursache „abnormer" Reaktion sein. Wird daran gedacht, so ist durch Verwendung von Testblutkörperchen, die einmal mit M, dann mit N kombiniert sind, Aufklärung leicht zu erhalten.

Bei der Gruppe A_3B kann der Receptor von A_3 so schwach sein, daß sich nach 15 Minuten auf dem Objektträger nur nicht besonders kleine, aber ziemlich brüchige Agglutinate im sonst nicht agglutinierten Blut gebildet haben (FRIEDENREICH[1]). Es müssen zur Untersuchung die besten B-Seren herausgesucht werden. Das Serum der Gruppe A_3 agglutiniert Blutkörperchen B normal; das erleichtert die Bestimmung sehr, kommt aber bei A_3B nicht in Frage. Deshalb wird ein A_3 dem aufmerksamen Untersucher kaum entgehen, nicht unwahrscheinlich ist es aber bei A_3B, wo fälschlich B bestimmt werden kann. Hier ist das Verhalten des Serums wesentlich. Ist in ihm kein Agglutinin α und β vorhanden, so weist das schon auf AB, trotz des zunächst erhaltenen Befundes B bei den Blutkörperchen. Ein irreguläres α_1 ist hier bisher einmal gefunden worden und reagierte nur bis $+10°$. Man muß in solchen Fällen, wenn nicht ganz eindeutig eine Bestimmung möglich ist, das Serum inaktivieren, das Blut eines Kindes *nicht vor Vollendung des ersten Lebensjahres* untersuchen, mit besonders starken B-Seren prüfen und wie oben angegeben, das Vorliegen eines irregulären Agglutinins *ausschalten* bzw. bestätigen.

2. Die Mikromethode.

Ist eine Agglutination nicht deutlich zu erkennen, dann kann man das Blutkörperchenserumgemisch ohne Deckglas unter dem Mikroskop bei schwacher Vergrößerung mit Abblendung untersuchen oder nach der üblichen Herstellung eines hängenden Tropfens dieses Gemisches. Ist zu wenig Serum von dem zu untersuchenden Blut vorhanden, dann kann man je einen Tropfen des reinen Blutes auf dem Objektträger zum langsamen Eintrocknen bringen. Darauf wird eine dünne Aufschwemmung von etwa $^1/_2\%$ der bekannten Blutkörperchen A und B den eingetrockneten Bluten zugesetzt, mit dem Deckglas bedeckt und mikroskopiert. Liegt eine Agglutination vor, so finden sich die Blutkörperchen traubenförmig zusammengebacken um das eingetrocknete Blut herum, im negativen Falle schwimmen sie einzeln in der Flüssigkeit (Abb. 5).

Der Ungeübte kann leicht eine *Pseudoagglutination* mit einer echten verwechseln. Wenn diese typisch in Geldrollenform auftritt, ist eine Diagnose einfach. Manchmal sieht sie aber in einzelnen kleinen Schüppchen einer echten Zusammenballung sehr ähnlich. Setzt man physiologische Kochsalzlösung zu, so löst sich eine Pseudoagglutination, die echten Agglutinate aber bleiben über den ganzen Deckglasbezirk verteilt. Manchmal genügt schon ein kurzes Anheben des Deckglases.

---

[1] FRIEDENREICH: Eine bisher unbekannte Blutgruppeneigenschaft A_3. Z. Immun.forsch. **89**, 6, 409.

Die mikroskopische Untersuchung kommt sehr selten einmal in Frage und auch nur bei der Prüfung des Serums eines Säuglings oder bei Vorliegen der äußerst seltenen Gruppe A_3. Nur *einwandfreie* Agglutinationen können bewertet werden.

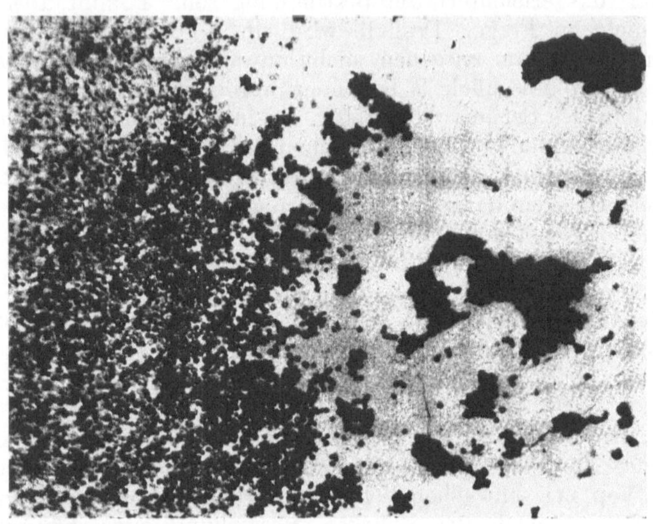

Abb. 5. Agglutination um einen Tropfen eingetrockneten Blutes bei schwacher Vergrößerung unter dem Mikroskop.

3. Die Capillarmethode.

Zur Erkennung von Agglutininen schwächster Wirksamkeit, wie sie bei einem jungen Säugling vorliegen können, hat PONSOLD[1] eine Methode ausgearbeitet. Eine möglichst dünnwandige Glascapillare von 10 cm Länge und 0,5 mm Durchmesser wird etwa bis zur Hälfte mit dem zu untersuchenden Serum gefüllt, und es werden von einer 1proz. Aufschwemmung der Testblutkörperchen etwa 2—6 mm in dieselbe Capillare so aufgesogen, daß eine Mischung von Serum und Blutkörperchen vermieden wird. Dann wird die Capillare zugeschmolzen. Bei horizontaler Lage breiten sich in ihr die Blutkörperchen allmählich über einen kurzen Abschnitt des Röhrchens in dünner Schicht aus, ohne den Zusammenhang untereinander zu verlieren. Nach $^1/_2$—4 Stunden wird mit der binokularen Lupe untersucht. Die Capillare wird um ihre Längsachse so gedreht, daß die Blutkörperchen, die sich bei horizontaler Lage an einer Längsseite angelagert hatten, nun nach der gegenüberliegenden absinken.

Bei starken Agglutinationen erfolgt das Absinken der Agglutinate nicht einzeln, sondern zusammenhängend wie ein Band. Bei negativem Ergebnis sinken die Blutkörperchen anfangs nicht einzeln, sondern in Gruppen.

---

[1] Literatur PONSOLD: Der Nachweis von Agglutininen schwächster Wirksamkeit. Dtsch. Z. gerichtl. Med. **24**, 60 (1934).

Es soll sich dabei um eine Verklumpung zufälliger Art handeln. Pseudoagglutination kommt auch vor, die durch starke Vergroßerung erkannt werden soll.

Mit dieser Methode will PONSOLD bei Säuglingen jeden Alters die Agglutinine einwandfrei nachweisen. Andere haben solch gute Resultate jedoch nicht gehabt. Wir sind der Meinung, daß diese Methode, wenn der Nachweis der Agglutinine mikroskopisch nicht gelingt, für die Bestimmung zur Bluttransfusion als Ergänzung angewandt werden kann. Für eine *gerichtliche* Blutgruppenuntersuchung kommt sie aber *nicht* in Frage. Die Hauptquelle etwaiger Fehlbestimmung ist, nach PONSOLDS Ausführung, die *Pseudoagglutination*. Diese zeigt sich leider nicht immer in klarer Geldrollenbildung; auch ist sie nicht immer durch starke Vergrößerung zu erkennen. Eine solche kann einer schwachen, echten Agglutination, wenn nur hier und da kleine Klümpchen vorhanden sind, sehr ähnlich sehen. Es besteht keine Möglichkeit, sie wie bei den anderen Mikromethoden sicher zu unterscheiden. Manche frischen, unverdünnten Seren haben auch besondere Neigung zur Bildung einer Pseudoagglutination. Es muß zur sicheren Bestimmung dort, wo sie auftritt, eine einwandfreie *makroskopisch* erkennbare Agglutination verlangt werden.

b) Die Bestimmung der Untergruppen A_1, A_2, A_3.

Die Untersuchung auf die Untergruppen stützt sich vornehmlich auf die Forschungen von THOMSEN, FRIEDENREICH und WORSAAE, deren Methoden mit mehr oder weniger großen Modifikationen angewandt werden[1].

1. Die Vorproben.

α) Der Nachweis durch Austitrierung.

Ein gutes Serum B wird mit bekannten Blutkörperchen A_1, A_2, A_1B und A_2B und den zu untersuchenden Blutkörperchen austitriert. Die Agglutination tritt in fallender Stärke je nach der Stärke der Receptoren auf, und zwar von A_1 über A_1B über A_2 über A_2B über A_3 nach A_3B.

Serum B	$^1/_1$	$^1/_2$	$^1/_4$	$^1/_8$	$^1/_{16}$	$^1/_{32}$	$^1/_{64}$	$^1/_{128}$
+ Bk. A_1	+++	+++	+++	+++	++	++	+(+)	+
+ Bk. A_1B	+++	+++	+++	++	++	+	(+)	
+ Bk. A_2	+++	++	++	+	(+)			
+ Bk. A_2B	++	+						

Nur erhebliche Unterschiede berechtigen bei dieser Untersuchung zu einer Diagnose. Nicht immer ist das der Fall.

---

[1] Literatur bei FRIEDENREICH: Die Differentialdiagnose zwischen den Untergruppen A_1 und A_2. Z. Rassenphysiol. **4**, 164.

β) Der Nachweis durch Hämolyse.

Ein frisches Serum 0 mit stark entwickelten Isolysinen wird einmal mit bekannten Testblutkörperchen A_1, zum anderen mit A_2 in Aufschwemmung zu gleichen Teilen versetzt. In einem dritten Reagensglas erfolgt die Mischung mit den zu bestimmenden A-Blutkörperchen. Die Blutkörperchen A_1 werden hämolysiert, während A_2 mehr oder weniger kräftig agglutiniert wird. Nur wenn das 0-Serum besonders stark ist, erfolgt auch die Zersetzung von A_2-Blutkörperchen. Es ist schwierig, ein brauchbares 0-Serum zu erhalten. Die Untersuchung hat wegen der nicht immer ganz eindeutigen Ergebnisse auch nur den Wert einer Vorprobe.

γ) Die Agglutinationsuntersuchung.

Bessere Resultate verspricht die Untersuchung mit einem Anti-A_1 und einem Anti-A_2-Serum (S. 12), wenn die zu untersuchenden Blutkörperchen frisch sind. Man kann auch die irregulären α_1- und α_2-Agglutinine verwenden, bei denen es sich um die gleichen Antistoffe handelt. Doch sind diese nicht immer zu beschaffen, halten sich auch nicht lange und sind im Verhältnis zu den künstlich hergestellten Seren schwach. Die Untersuchung wird nach folgendem Schema vorgenommen:

Serum	α_1	α_2
+ Bk. A_1		
+ ,, A_2		
+ ,, 0		
+ ,, X		

Normalerweise ist es so, daß ein A_1-Blut nur mit α_1 eine Agglutination ergibt, nicht mit α_2, während die Blutkörperchen A_2 nur durch α_2 zusammengeballt werden. Entscheidend ist das Verhalten der zu untersuchenden Blutkörperchen mit dem Serum α_1. Bei dem Serum α_2 kann es schon einmal zu einer Zusammenballung mit A_1-Blutkörperchen kommen, oder es kann, wenn auch sehr selten, mit Blutkörperchen A_2 keine Agglutination geben. Es ist nicht mit Sicherheit auszuschließen, daß ein α_2-Serum, das vom Rind stammt, auch mit anderen unbekannten Faktoren außer dem A_2 und 0 reagiert. Es kann auch eine Reaktion mit dem Receptor 0 im heterozygoten Typ $A_1$0 vorliegen. Jedenfalls ist die Untersuchung mit dem Serum α_2 als eine Ergänzung der mit α_1 anzusehen.

Es kann folgendes Ergebnis vorliegen:

Serum	α_1	α_2
+ Bk. A_1	+	—
+ „ A_2	—	+
+ „ 0	—	+
+ „ X	+	—

Es handelt sich um die Untergruppe A_1. Oder:

Serum	α_1	α_2
+ Bk. A_1	+	—
+ „ A_2	—	+
+ „ 0	—	+
+ „ X	—	+

Es liegt die Untergruppe A_2 vor. Oder:

Serum	α_1	α_2
+ Bk. A_1	+	—
+ „ A_2	—	+
+ „ 0	—	+
+ „ X	+	+

Es ist mit großer Wahrscheinlichkeit anzunehmen, daß es sich hier um die Untergruppe A_1 handelt. Oder:

Serum	α_1	α_2
+ Bk. A_1	+	—
+ „ A_2	—	+
+ „ 0	—	+
+ „ X	—	—

Mit großer Wahrscheinlichkeit gehört dieses Blut zu A_2. Wird auch durch Absorption eine sichere Diagnose nicht gestellt, dann ist das Ergebnis nicht einwandfrei und nicht zu verwerten.

In den beiden letzten Fällen wird die Absorptionsuntersuchung aber so gut wie immer sicheren Aufschluß geben. In einem von FRIEDENREICH beobachteten Blute mit doppeltnegativem Ergebnis handelte es sich um ein abnorm schwaches, defektes A_1. Solche Resultate sind deshalb mit besonderer Vorsicht zu werten und auf alle mögliche Art nachzuprüfen.

Liegt die Gruppe A_1B vor, so ist eine Agglutination auch mit α_1 vorhanden. Mit Blutkörperchen A_2B reagiert das α_2 nicht, und wenn einmal, dann auch nur sehr schwach. Es kann sich dabei um eine Reaktion des Tierserums mit dem Receptor B handeln. Jedenfalls liegt, wenn die AB-Blutkörperchen durch

α_1 verklumpt werden, die Gruppe A_1B vor. Geschieht das nicht, so gehört das Blut sehr wahrscheinlich zu A_2B. Eine der anderen Vorproben muß hier die fehlende Agglutination ersetzen. Durch Austitrierung z. B. wird meist ein deutlicher Unterschied in der Titerhöhe zwischen A_1B und A_2B-Blutkörperchen den richtigen Weg weisen. Eine sichere Bestimmung der Untergruppen allein durch Agglutination ist meist, jedoch nicht immer, möglich. Die Absorptionsuntersuchung gibt Aufschluß.

Bei jungen Säuglingen, bei denen die Ausbildung des Blutes *noch nicht* vollkommen abgeschlossen ist und die *noch keine Agglutinine* im Serum haben, kommt es nicht so selten vor, daß mit einem Serum α_1 das Ergebnis negativ ist und erst die Absorption die Gruppe A_1 erkennen läßt. In solchen Fällen muß aber das Blut des Kindes nach einigen Monaten nochmals untersucht werden, bis es voll ausgebildet ist, bis der Receptor für α_1 oder α_2 stark genug ist.

Statt des α_2-Serums kann auch ein 0-spezifisches SHIGA-Antiserum für den Nachweis des A_2 benutzt werden.

d) Die Capillarmethode.

Für die Untersuchung geringster Mengen von Blutkörperchen auf ihre Untergruppenzugehörigkeit benutzt PONSOLD[1] auch seine Capillarmethode. Reines, ungeronnenes Blut wird in einer Capillare aufgezogen, die eine Öffnung wird zugeschmolzen und es wird 10 Minuten zentrifugiert. Danach wird die Capillare an der Stelle abgefeilt, an der sich das Serum von den Blutkörperchen schneidet. Zu einem B-Serum wird in einer Capillare das so gewonnene Sediment der ungewaschenen Blutkörperchen zu gleichen Teilen, etwa $1/4$ Capillare zu $1/4$ Capillare, hinzugesetzt. Daraufhin wird der Inhalt des Röhrchens durch Hin- und Herbewegen gemischt. Werden alle Blutkörperchen agglutiniert, so wird immer wieder eine Spur des Blutkörperchensediments hinzugefügt, bis neben den Agglutinaten keine agglutinierten Blutkörperchen mehr auftreten. Dies tut sich in einer Rosafärbung des Serums kund. Die Agglutination ist damit beendet.

Eine Öffnung der Capillare wird zugeschmolzen und es wird 1 Minute zentrifugiert. Der die Blutkörperchen enthaltende Teil des Röhrchens wird abgefeilt. Das absorbierte Serum wird auf einen Objektträger geblasen und mit Standardblutkörperchen A_1 in gleicher Menge gemischt. Findet keine Agglutination statt, dann ist das zu untersuchende Blut von starker Bindungsfähigkeit und gehört damit zur Gruppe A_1. Stellt sich eine Verklumpung der Standardblutkörperchen ein, so ist die Bindungsfähigkeit eine geringere, das Blut gehört zu A_2. Wenn nur sehr geringe Mengen von Blutkörperchen vorhanden sind, und es ist unmöglich, mehr Blut zu beschaffen, so ist diese Methode sicherlich zu empfehlen. Für eine Blutgruppenbestimmung in *gerichtlichen* Fällen, wo genügend Blut zur Verfügung steht, halten wir ihre Anwendung *nicht für angebracht* und für gefährlich. Es kann bei den äußerst geringen Mengen von Serum

---

[1] PONSOLD: Ein Mikroabsorptionsverfahren zum Nachweis der Blutuntergruppen A_1 und A_2. Dtsch. Z. gerichtl. Med. **28**, 248 (1937).

und Blutkörperchen zu einer *Überabsorption* kommen, so daß auch bei Vorliegen von A_2-Blutkörperchen der Abguß nicht mehr agglutiniert. Vor allem aber ist es leicht möglich, daß *unvollständig absorbiert* wird, so daß der Abguß auch bei Vorliegen von A_1 eine Zusammenballung von Standardblutkörperchen zeigt. Das wird dort leicht eintreten, wo ein abnorm schwaches A_1 vorhanden ist, also gerade in den schwierig zu entscheidenden Fällen. Bei dieser Methode handelt es sich letzten Endes nur um den Versuch der Herstellung eines α_1-Serums mit unbekanntem Blut und um die Prüfung auf Agglutination. Im übrigen wird das Ergebnis einer an sich groben Untersuchungsmethode um so ungenauer, je geringer das zu verarbeitende Material ist, weil nicht ganz exakte Arbeit, wie kleinste Versehen, große Folgen haben. Hier geht es um Kubikmillimeter, selbst um Bruchteile davon.

ε) Die Serumhemmungsmethode.

Eine wertvolle Ergänzung ist diese von THOMSEN und FRIEDENREICH[1] ausgearbeitete Methode zum Nachweis der Untergruppen. Ein gutes B-Serum wird nicht wie sonst mit physiologischer Kochsalzlösung, sondern mit einem Serum der Blutgruppe A_1 von etwa gleicher Titerhöhe austitriert mit nachherigem Zusatz der gleichen Menge Blutkörperchenaufschwemmung von A_1 und A_2, sowie des zu untersuchenden Blutes. Die Titerdifferenz zwischen diesen beiden Untergruppen ist eine große, weil die Agglutination der Blutkörperchen A_2 stark gehemmt wird.

Serum B verdünnt mit Serum A_1	$^1/_1$	$^1/_2$	$^1/_4$	$^1/_8$	$^1/_{16}$	$^1/_{32}$	$^1/_{64}$
Bk. A_1	+++	+++	+++	++	++	+	(+)
„ A_2	+	(+)					
„ X	+++	+++	++	++	+	(+)	

Handelt es sich um das Blut von Neugeborenen *kurz nach der Geburt*, dann ist nach WORSAAE die Hemmung durch A_1-Serum nicht zu empfehlen, weil die Blutkörperchen noch zu empfindlich sind. Er verdünnt mit Erfolg das Serum-B mit einem Serum der Gruppe A_2. Die Blutkörperchen A_2 solcher Neugeborenen werden nicht agglutiniert, dagegen stark die Blutkörperchen A_1.

Bei der Bestimmung der Untergruppe in A_1B und A_2B ist natürlich auf diese Weise ein Resultat nicht zu erwarten. Man nimmt hier zur Verdünnung das Serum AB, das keine Agglutinine enthält oder physiologische Kochsalzlösung. Es erübrigt sich andere Methoden, wie die Hemmung durch hämolysierte A-Blutkörperchen oder durch alkoholische Extrakte von A_1-Blutkörperchen (KLOPSTOCK[1]) oder durch Pepsinlösung usw., hier anzuführen, weil die oben erwähnte Untersuchungsart einfach ist und sich in sehr vielen Fällen bestens bewährt hat.

[1] Literaturangabe bei KLOPSTOCK: Zur Kenntnis der sog. Untergruppen von A. Z. Immun.forsch. **74**, 211 (1932).

2. Die Absorptionsuntersuchung.

Die sichersten Resultate gibt die Absorption. Deshalb ist sie *in jedem für ein Gutachten zum Abstammungsnachweis* erforderlichen Fall unbedingt *notwendig*. Nach dem oben Ausgeführten ist nicht die qualitative, sondern die *quantitative* Absorption vorzunehmen.

Ein gutes B-Serum wird mit Standardblutkörperchen A_1 austitriert.

Serum B	$1/1$	$1/2$	$1/4$	$1/8$	$1/16$	$1/32$	$1/64$	$1/128$
Bk. A_1	+++	+++	+++	+++	++	++	+	(+)

Je nach dem *Ergebnis der Vorproben*, ob diese bei den zu untersuchenden Blutkörperchen die Gruppe A_1 oder A_2 annehmen lassen, wird mit verschiedenen Mengen der zweimal gewaschenen unbekannten Blutkörperchen $1/2$ Stunde bei Zimmertemperatur absorbiert.

Handelt es sich nach den Vorproben um Blutkörperchen A_1, so kommt in je drei mittlere Reagensgläschen je 1 Volumen des geprüften Serums B. Dem ersten Glas (a) wird $1/4$ Volumen der gewaschenen Blutkörperchen zugesetzt, dem zweiten Glas (b) $1/8$ Volumen und dem dritten Glas (c) $1/16$ Volumen. Nach halbstündiger Absorption werden die Abgüsse der drei Gläser mit den oben gebrauchten bekannten Blutkörperchen A_1 austitriert. Es ergibt sich etwa folgendes:

	$1/1$	$1/2$	$1/4$	$1/8$	$1/16$	$1/32$	$1/64$
Bk. A_1 + Agb. a	—	—	—	—	—	—	—
„ A_1 + „ b	(+)	—	—	—	—	—	—
„ A_1 + „ c	+	(+)	—	—	—	—	—

Die recht geringen Mengen der Blutkörperchen haben fast vollständig das Anti-A in dem Serum gebunden. Ihre Bindungsfähigkeit ist demnach eine große, wie sie bei A_1 vorkommt.

Handelt es sich bei der Vorbestimmung um A_2-Blut, so wird die Absorption so vorgenommen, daß der gleichen Menge des bekannten Serums B im ersten Glas (a) $1/1$ Volumen, im zweiten Glas (b) $1/2$ Volumen, und im dritten Glas (c) $1/4$ Volumen Blutkörperchen zugesetzt werden. Nach halbstündiger Absorption und anschließender Austitrierung der Abgüsse erhält man etwa folgendes Bild:

	$1/1$	$1/2$	$1/4$	$1/8$	$1/16$	$1/32$	$1/64$
Bk. A_1 + Abg. a	++	++	+				
„ A_1 + „ b	+++	++	++	+			
„ A_1 + „ c	+++	+++	++	++	++	+	

In diesem Falle war die Serummenge die gleiche wie oben, die Menge der Blutkörperchen aber wesentlich größer. Trotzdem ist nur wenig Anti-A gebunden worden. Die Blutkörperchen sind nur gering bindungsfähig und gehören zu A_2.

Bei der *Geburt* sind die Receptoren noch nicht voll entwickelt im Blut vorhanden. Jedoch hat die Ausdifferenzierung in A_1 und A_2 schon stattgefunden (WORSAAE[1]). Es kommt vor, daß, wie gesagt, zu dieser Zeit wegen der nur schwach ausgebildeten Receptoren durch die Agglutinationsuntersuchung eine Bestimmung der Untergruppen noch nicht möglich ist. Sie kann aber durch Absorption erfolgen. Die Absorptionsfähigkeit der Blutkörperchen A_1 von Neugeborenen ist *geringer* als die von Erwachsenen mit der Gruppe A_1, jedoch größer als die von Erwachsenen mit der Gruppe A_2. Die Blutkörperchen A_2 von Neugeborenen absorbieren viel weniger als A_2-Blutkörperchen von Erwachsenen. Ist die Bindung durch das Blut eines Neugeborenen stärker als die durch A_2-Blutkörperchen eines Erwachsenen, so liegt die Gruppe A_1 vor. Binden die Blutkörperchen eines Neugeborenen aber weniger als A_2-Blutkörperchen eines Erwachsenen, so ist die Diagnose A_2 *nicht ganz gesichert.* Es kann wohl mal vorkommen, daß ein A_1-Kind bei der Geburt als A_2 bestimmt wird, und daß die richtige Diagnose erst nach einigen Monaten gestellt werden kann. *Kontrollabsorptionen* mit bekanntem A_1- und A_2-Blut eines Erwachsenen sind hier also erforderlich.

Danach ist eine Bestimmung der *Untergruppen* oft erst dann einwandfrei möglich, wenn die *Receptoren* bei dem Kinde *voll entwickelt* sind, das ist *nach dem 9. bis 12. Monat.* Nicht ganz eindeutige Fälle müssen nach einiger Zeit nachuntersucht werden. Die Absorptionsfähigkeit der Blutkörperchen A_3 liegt zwischen der von A_2 und A_2B.

Wie gesagt ist zur sicheren Bestimmung der Untergruppen *neben* einer oder zwei *Vorproben* die *quantitative Absorption* auszuführen. Um Kosten zu sparen wird man diese im Blutgruppengutachten jedoch nur in den Fällen machen, in denen es für die Schlußfolgerungen *notwendig* ist. Es muß hier auf S. 58 verwiesen werden, wo die Vererbung der Untergruppen behandelt wird.

Hat die Mutter A, das Kind 0 und der angebliche Vater A, dann brauchen die Untergruppen überhaupt nicht bestimmt zu werden.

Besitzt die Mutter A_1, das Kind A und der angebliche Vater A, so genügt die Absorption des Blutes der Mutter. Ergibt diese mit

---

[1] WORSAAE: Über die Blutgruppenreceptoren A_1 und A_2 bei Neugeborenen. Z. Rassenphysiol. **7**, 145 (1935).

Sicherheit A_1, so kann der Genoty A_1A_2 sein, und es ist gleichgültig, welche Untergruppe das Kind hat. Ein Ausschluß auf
dieses Blutgruppensystem ist nicht möglich.

Liegt bei der Mutter 0, beim Kinde A_1 und beim angeblichen
Vater A_2 vor, so muß das Blut des Kindes und dieses Mannes
absorbiert werden. Wird die Diagnose der Vorproben bestätigt,
so kann das Kind nicht von dem Manne stammen.

Hat die Mutter A_2, das Kind A_1 und der angebliche Vater A_2,
so ist die Absorption aller drei Blute erforderlich. Bestätigt diese
die Diagnose, so kann das Kind sein A_1 nicht von der Mutter
haben, es muß einen Mann zum Vater haben, der A_1 besitzt. Der
hier angegebene Mann hat es nicht, und kann deshalb auch nicht
der Vater sein. In den anderen möglichen Fällen ist entsprechend
zu verfahren.

c) Die Bestimmung der Eigenschaften M und N.

1. Die Agglutinationsuntersuchung.

Mit den auf S. 16 erwähnten Gebrauchsseren wird auf dem
Objektträger und im Reagensglas untersucht. Dabei ist darauf zu
achten, daß die Antisera zu der Methode und bei der Temperatur
benutzt werden, mit der und bei der sie auf Reinheit geprüft
worden sind. Je ein Tropfen der Antisera M und N wird mit je
einem Tropfen der Aufschwemmung der zu untersuchenden Blutkörperchen zusammengebracht, vermischt und hin- und herge-
schwenkt bzw. zentrifugiert. Liegt die Gruppe M vor, so ergibt sich:

$$\text{Bk. X} + \text{Anti-Serum-M} = +$$
$$\text{„ X} + \text{„ N} = -$$

Die Bestimmung ist, wenn die gebrauchten Antisera gut sind,
also sehr einfach. Diese Vorbedingung wird aber nicht immer
erfüllt, wie die häufigen Fehlbestimmungen gerade bei diesem
System auch von für gerichtliche Gutachten besonders aus-
gewählten Sachverständigen beweisen. Es wird in dem genannten
Fall manchmal M und N diagnostiziert, d. h. das Anti-Serum-N
ist *nicht sauber* und agglutiniert die Blutkörperchen M. Es muß
immer wieder darauf hingewiesen werden, daß die Anti-Seren,
vor allem aber das Anti-N nicht nur mit *einem* Testblut-M kontrolliert wird, sondern mit mehreren, weil sie mit diesem oder
jenem rein erscheinen, mit einem anderen aber eine unspezifische
Reaktion ergeben können. Es kann sich im vorliegenden Falle
auch um ein sehr schwaches N handeln, also um die Gruppe MN_2,
auf die später eingegangen wird.

Liegt die Gruppe MN vor, so ergibt sich:

$$\text{Bk. X} + \text{Anti-Serum M} = +$$
$$\text{,, X} + \text{,,} \qquad \text{N} = +$$

Hier wird manchmal falscherweise M diagnostiziert, weil das Anti-Serum N *zu schwach* ist und keine Agglutination gibt. Die Seren müssen also auch nach der positiven Seite hin geprüft werden und müssen nach den Richtlinien des R.I.M. einen Titer von *wenigstens* 1:16 haben.

Gehört das zu untersuchende Blut zur Gruppe N, so ergibt sich:

$$\text{Bk. X} + \text{Anti-Serum M} = -$$
$$\text{,, X} + \text{,,} \qquad \text{N} = +$$

Bei dieser Bestimmung kommen Fehldiagnosen selten vor.

Während wir bei dem ABO-System die Ergebnisse unserer Untersuchungen der Blutkörperchen durch die des Serums kontrollieren, haben wir hier diese Möglichkeit nicht. Eine Kontrolle *muß* aber vorgenommen werden, um die Möglichkeit der genannten Fehler sicher auszuschließen. Wir pflegen in solchen Fällen die quantitative Agglutination und die quantitative Absorption vorzunehmen.

2. Die quantitative Agglutination.

Die Untersuchung wird so vorgenommen, daß andere als die zu der eben genannten Bestimmung gebrauchten Antisera M und N gegen die zu untersuchende Blutkörperchenaufschwemmung austitriert werden. Daneben läuft noch eine *negative Kontrolle* mit Standardblutkörperchen M bzw. N.

Liegt die Gruppe M vor, dann ergibt sich etwa folgendes:

	$^1/_1$	$^1/_2$	$^1/_4$	$^1/_8$	$^1/_{16}$	$^1/_{32}$	$^1/_{64}$	$^1/_{128}$	$^1/_{256}$
Anti-Ser. M+Bk. X	+++	+++	+++	+++	+++	+++	++	++	+
,, M+ ,, N	+	−	−						
,, N+ ,, X	(+)	−	−						
,, N+ ,, M	(+)	−	−						

Daß die beiden Seren nicht ganz rein sind, schadet bei dieser Methode nichts, ist sogar ganz vorteilhaft, weil dann alles vorhandene Anti-M bzw. Anti-N für die Agglutination der gleichsinnigen Blutkörperchen ausgenutzt werden kann. Hier ist es ausgeschlossen, daß irgendwelche unbekannte Faktoren mit den geprüften Gebrauchsseren eine Rolle spielen können. Sie sind nicht so ausgebildet bzw. die Antistoffe in den Gebrauchsseren sind nicht so stark, um bei höherer Verdünnung noch zu wirken.

Wir halten die quantitative Agglutination für eine einfache und sehr brauchbare Methode, selbstverständlich aber nur mit ordnungsmäßigen Seren.

3. Die Absorptionsuntersuchung.

Der größte Beweiswert kommt der Absorption zu. Die anderen Methoden sind als Vorproben anzusehen.

Geprüfte Seren Anti-M und Anti-N werden gegen frische Standardblutkörperchen in mittleren Reagensgläsern austitriert. Es ergibt sich etwa folgendes:

	$^1/_1$	$^1/_2$	$^1/_4$	$^1/_8$	$^1/_{16}$	$^1/_{32}$	$^1/_{64}$	$^1/_{128}$	$^1/_{256}$
Anti-Ser. M+Bk. M	+++	+++	+++	+++	+++	+++	++	++	+
„ M+ „ N	+	−	−						
„ N+ „ N	+++	+++	+++	+++	++	+	(+)		
„ N+ „ M	(+)	−	−						

Je 0,3 ccm der Antiseren (beim Säugling $1^1/_2$ Tropfen in der Capillare abgemessen) werden mit 0,2 ccm (beim Säugling ein Tropfen) zweimal gewaschener reiner Blutkörperchen des zu untersuchenden Blutes in mittleren Reagensgläschen (bei Säuglingen in Zwergreagensgläschen) zusammengebracht, geschüttelt und absorbiert. Die Gläser mit dem Anti-Serum M und dem Anti-Serum N werden nach je $^1/_4$ Stunde umgeschüttelt. Das Anti-Serum M bleibt $^3/_4$ Stunde, das Anti-Serum N $^1/_2$ Stunde stehen. Nach dieser Zeit wird zentrifugiert.

Der erhaltene Abguß wird mit den *oben gebrauchten* Standardblutkörperchen M und N austitriert. Es ergibt sich bei Vorliegen von MN etwa folgendes Bild:

	$^1/_1$	$^1/_2$	$^1/_4$	$^1/_8$
Abguß a + Testblk. M	+	+	(+)	−
„ b + „ N	+	(+)	−	

Handelt es sich um N, dann ist:

	$^1/_1$	$^1/_2$	$^1/_4$	$^1/_8$	$^1/_{16}$	$^1/_{32}$	$^1/_{64}$	$^1/_{128}$
Abguß a + Testblk. M	+++	+++	++.+	+++	+++	++	++	+
„ b + „ N	−	−	−					

Das Anti-N ist durch die zu untersuchenden Blutkörperchen gebunden.

Häufig ist bei der Gruppe MN nicht das ganze Anti-M bzw. Anti-N im Serum durch die Blutkörperchen absorbiert, wie es gewöhnlich bei der Gruppe M oder N entsprechend der Fall ist.

Eine Senkung des Titers um zwei Glas ist unbeachtlich und kommt öfter vor. Die Titerdifferenz muß *größer* sein, um eine spezifische Absorption annehmen zu können.

Wie gesagt, gehört zu einer sicheren Bestimmung der Faktoren M und N die quantitative Absorptionsuntersuchung. Wir werden sie aber nur dort vornehmen, wo es für die Schlußfolgerung eines Gutachtens erforderlich ist. Es sei auf das auf S. 59 über die Vererbung Gesagte hingewiesen.

Hat der angebliche Vater nach der Vorbestimmung MN, so ist nur sein Blut zu absorbieren. Bestätigt sich die Diagnose, so ist ein Ausschluß auf das MN-System nicht möglich, weil ein solcher Mann Kinder jeder Gruppe dieses Systems haben kann.

Hat das Kind M und der angebliche Vater N, oder umgekehrt, so ist die Gruppe der Mutter gleichgültig. Das Blut des Kindes wie das des Mannes muß aber absorbiert werden, um die Diagnose zu sichern.

Hat die Mutter M, das Kind MN und der angebliche Vater M, so sind alle drei Blute zu absorbieren, weil nur dann ein Ausschluß der Vaterschaft möglich ist, wenn diese Vorbestimmungen durch die Absorptionsuntersuchung gesichert sind. Entsprechend ist es in den anderen Fällen.

4. Die Capillarmethode.

Die Untersuchung in Capillaren wird von PONSOLD[1] auch für die Bestimmung von M und N empfohlen. Er will mit ihr die Austitrierung des Abgusses vermeiden. Es werden Röhrchen von 0,5 mm Durchmesser benutzt und ungewaschene, durch Sedimentierung in Capillaren gewonnene Blutkörperchen zugesetzt.

Durch Zusatz zum entsprechenden Antiserum bis zur Agglutination und etwas darüber hinaus, also bis die letzten Blutkörperchen nicht mehr agglutiniert werden, soll der Grenzwert erreicht werden. Nach $^1/_2$ Stunde wird der gewonnene Abguß zur Feststellung der vollständigen Absorption mit den zu untersuchenden Blutkörperchen und mit Standardblutkörperchen der gleichen Gruppe auf dem Objektträger geprüft. Es darf in beiden Fällen, wenn die dem Antiserum entsprechende Gruppe vorliegt, keine Agglutination erfolgen. Der Gedanke, der diesen Untersuchungen zugrunde liegt, ist sicher gut, nur erscheint es zweifelhaft, ob z. B. ein schwaches N, das Anti-N nur wenig bindet — es braucht sich nicht um N_2 zu handeln — immer zu einer vollen Absorption trotz erheblichen Blutzusatzes führt. Auch scheint die Forderung, daß eine Zusammenballung nicht zu verwerten ist, wenn sie nicht in den ersten Minuten erfolgt, zu ungenau. Mit dieser Methode haben wir keine Möglichkeit, festzustellen, um wieviel unter feststehenden Bedingungen der Titer des Abgusses gegen früher

---

[1] PONSOLD: Ein Absorptionsverfahren ohne Titerreduktionsbestimmung zum Nachweis der Blutimmunfaktoren M und N. Dtsch. Z. ger. Med. **26**, 303 (1936).

sinkt. Wir haben es bei unseren Untersuchungen bisher auch noch nicht nötig gehabt, mit solch geringen Spuren zu arbeiten, weil jedem Säugling auch die zur Absorption notwendige Menge Blut von uns entnommen oder uns, wenn auch manchmal erst auf die zweite Aufforderung, zugeschickt wurde. Für gerichtliche Fälle ist diese Methode nicht zu empfehlen.

d) Die Bestimmung des Faktors N_2 [1].

Wie schon erwähnt, gibt es eine Eigenschaft N_2, die einen sehr schwachen Receptor besitzt. Mit guten Gebrauchsseren mit einem Titer von 1:32, selbst von 1:64 ist sie bei der Agglutinationsuntersuchung nicht nachzuweisen. Ebenso läßt sich dieser Faktor durch Absorption, wie sie gewöhnlich vorgenommen wird, nicht erkennen. Nur mit sehr reinen und *hohen* Seren kommt es zur Agglutination. Auch kann der Nachweis durch *wiederholte* Absorption mit leicht absorbierbaren Seren manchmal gelingen oder bei besonders günstigem Verhältnis zwischen Blutkörperchenmenge und Serumstärke. Ein Anti-N-Serum mit einem Titer von 1:128 läßt den Faktor eindeutig nachweisen. Da es aber nicht immer und nicht jedem gelingt, ein solches Antiserum-N herzustellen, haben wir andere Methoden angegeben. Das Blut soll möglichst in den ersten 24 Stunden untersucht werden. Nach dieser Zeit schwächt sich der Receptor noch mehr ab, ist aber trotzdem bis 8 Tage etwa noch zu erkennen.

1. Die Kältemethode.

Bei dieser Methode wird die Tatsache, daß die Agglutination durch Kälte angeregt wird, ausgenutzt. Die Objektträger werden stark abgekühlt und je einem Tropfen Blutkörperchenaufschwemmung wird das Anti-Serum-N wie sonst zugesetzt. Nach Vermischen kommen sie wieder für 1—2 Minuten in den Eisschrank bei etwa $+ 2°$. Dann wird abgelesen.

Voraussetzung ist ein *besonders reines* Anti-N-Serum mit einem Titer von über $^1/_{32}$, das wenigstens 20 Minuten lang bei Zimmertemperatur mit M-Blutkörperchen keine Agglutination gibt. Seine Reinigung erfolgt bei Zimmertemperatur und für 5 Minuten bei etwa $+ 2°$. Es müssen jedesmal wenigstens drei solcher Antiseren zur *Kontrolle* benutzt werden. Außerdem ist eine negative Kontrolle mit wenigstens fünf bekannten Blutkörperchen M und eine positive mit einem schwachen N notwendig.

---

[1] PIETRUSKY: Über eingeengte Seren und über andere Untersuchungsmethoden zum Nachweis des schwachen N-Receptors (N_2) im Blute. Dtsch. Z. ger. Med. **28**, 468 (1937).

Da Blutkörperchen M verschieden schnell mit Anti-N unspezifisch reagieren, sucht man sich unter seinen bekannten M-Bluten die aus, die gegen Anti-N am empfindlichsten sind. Sie dürfen nicht älter als 6—8 Stunden sein. Da den meisten Untersuchern N_2-Blutkörperchen nicht zur Verfügung stehen, empfiehlt es sich für diese, mit einem *abgeschwächten MN-Blut* zu arbeiten. In manchen MN-Bluten wird der Receptor N nach zwei und mehr Tagen Aufenthalt in der Aufschwemmung bei Zimmertemperatur, gegebenenfalls darauf im Eisschrank, sehr schwach und läßt sich oft kaum noch mit Gebrauchsseren erkennen. Im eigenen Serum hält sich der Faktor dagegen länger. Natürlich ist auf die Verunreinigung durch Bakterien zu achten.

Nach der Herausnahme aus dem Eisschrank, vor allem wenn die Objektträger zu lange darin gestanden haben, ist eine Agglutination auch bei dieser oder jener negativen Kontrolle als Kältewirkung vorhanden. Diese schwindet aber bei Zimmertemperatur oder nach leichtem Anwärmen und Hin- und Herbewegen, während die Zusammenballung mit einem N_2 bestehen bleibt. Die Agglutination tritt nach etwa 3—5 Minuten ein. Es ist zu vermeiden, daß die Gemische zu lange in der Kälte bleiben. Gegebenenfalls ist der Versuch mit einem kürzeren Aufenthalt im Eisschrank zu wiederholen.

Ein eindeutiges Resultat mit allen benutzten N-Seren und bei den Kontrollen ist die Voraussetzung für richtige Diagnose.

2. Die Untersuchung mit konzentrierten Blutkörperchen.

Bei einer anderen Methode werden nicht Blutkörperchenaufschwemmungen, sondern *reine, gewaschene* Blutkörperchen dem Anti-Serum so zugesetzt, daß die Menge des Serums etwa dem 20—30fachen Volumen der Blutkörperchen entspricht. Die Untersuchung erfolgt wie gewöhnlich bei Zimmertemperatur auf dem Objektträger. Auch hier ist Voraussetzung, daß ein sehr reines Serum verwandt wird, weil schon die sonst übliche Verdünnung durch die Kochsalzlösung der Blutkörperchenaufschwemmung fortfällt. Unerläßlich ist der Gebrauch mehrerer solcher Seren und der Kontrolle.

3. Die Untersuchung mit eingeengten Seren.

Der dritte von uns eingeschlagene Weg, mit eingeengten Seren den Nachweis des N_2 zu führen, ist oben (S. 18) angegeben. Seine Nachteile sind erwähnt. Die Untersuchung erfolgt wie mit gewöhnlichen Antiseren. Auch hier muß auf die Kontrolle eindringlichst hingewiesen werden. Wir benutzen diese Methode nicht mehr.

Anhang: Prüfung des Blutes auf Hämolysine.

Neben den Agglutininen α und β kommen im menschlichen Serum *Isolysine* vor, jedoch normalerweise nur dort, wo die entsprechenden Isoagglutinine vorhanden sind. Ihre Feststellung kann für die Bluttransfusion von Bedeutung sein. Sie wirken gewöhnlich erst nach der Agglutination; sehr selten zersetzen sie die Blutkörperchen so schnell, daß es bei der Untersuchung nicht zur Zusammenballung kommt. Durch Inaktivieren des Serums oder durch Verdünnung kann ihre Wirkung aufgehoben werden. Sie sind in frischen Seren besonders stark vorhanden. Ihre Wirkung ist bei 37° größer als bei Zimmertemperatur im Gegensatz zu den Agglutininen, doch sind sie gegen Verdünnung empfindlicher als diese. THOMSEN[1] fand, daß die Blutkörperchen A durch ein Serum 0 und B stärker hämolysiert werden als die Blutkörperchen B durch ein Serum 0 und A und Blutkörperchen A_1 stärker als A_2. Meist ist ja auch das Agglutinin-Anti-A im Serum 0 stärker als das Anti-B.

Handelt es sich um die Prüfung eines Patientenserums auf Hämolysine, dann geht man so vor, daß von der 2proz. Blutkörperchenaufschwemmung des Spenders der gleichen Gruppe wie des Kranken ein Tropfen in ein Zwergreagensglas gebracht wird und ihm ein Tropfen des frischen Patientenserums zugesetzt wird. Bei Aufenthalt im Brutschrank bei 37° tritt gegebenenfalls nach einigen Minuten bis 2 Stunden die Hämolyse ein.

IV. Der Nachweis der Blutgruppeneigenschaften im Leichenblut.

Die gruppenspezifischen Merkmale bleiben noch einige Zeit nach dem Tode im Blut erhalten. Ihr Vorhandensein hängt von dem Grade der Leichenzersetzung ab. Im allgemeinen läßt sich nach den eingehenden Untersuchungen von PALMIERI[2] sagen, daß bei an der Luft in nicht sehr hoher Temperatur aufbewahrten Leichen der Nachweis der Blutgruppenzugehörigkeit bis zu 2 bis 4 Tagen leicht möglich ist. Ist die Temperatur niedrig, dann kann er, wenn auch selten, noch bis etwa 2 Wochen gelingen. Bei begrabenen Leichen, bei denen günstigere Bedingungen in dieser Richtung vorliegen, sind die Grenzen wohl weiter zu ziehen.

Die Zerstörung der Blutkörperchen erfolgt schon in wenigen Tagen. Wenn es auch manchmal möglich ist, mit den Blutschatten eine Agglutination zu erreichen, so ist doch auf ein solches Re-

---

[1] THOMSEN: Münch. med. Wschr. **11**, 90 (1930).
[2] PALMIERI: Dtsch. Z. gerichtl. Med. **18**, 446 (1932).

sultat nichts zu geben. Mit Erfolg können die Agglutinine in der Perikardflüssigkeit gesucht werden, doch verschwinden sie hier schneller als im Serum. Die Isoagglutinine sind noch einige Tage länger als die Receptoren festzustellen. Sie verschwinden allmählich, jedoch nicht gleichmäßig. Ist α und β in einem solchen Blut vorhanden, so kann eines von ihnen nachweisbar sein, während die Feststellung des *anderen nicht mehr* gelingt. Das ist für die Gruppenbestimmung von besonderer Wichtigkeit. Nach mehreren Tagen oder Wochen, je nach dem Zustand der Leiche, treten durch Bakterien im Serum Veränderungen auf, die es mit allen, also auch mit Blutkörperchen 0 agglutinieren lassen. Solche *Panagglutinine* sind durch Absorption oder durch Filtration nicht zu beseitigen. Meist tritt eine Panagglutination nicht auf, wenn den Blutkörperchen Lecithin zugesetzt wird. Die Isoagglutinine können trotz Panagglutination vorhanden sein.

Aus den Untersuchungen von PALMIERI ergibt sich, daß auch die Bestimmung von Leichenblut auf Blutgruppenzugehörigkeit unter allen Umständen, sowohl nach den Eigenschaften der *Blutkörperchen* wie auch nach den *Agglutininen*, erfolgen muß. Sind die Blutkörperchen zerstört und ist nur noch Serum vorhanden, so ist das Ergebnis *nicht* eindeutig. In solchen Fällen beweist das Fehlen der Agglutinine *nichts*, weil sie durch die Zersetzung verschwunden sein können. Ist nur ein Agglutinin α oder β vorhanden, dann kann nur gesagt werden, daß dieses zum Blut gehört. Ob es allein oder mit dem anderen aufgetreten ist, *kann nicht mehr* entschieden werden. Es kann sich also z. B. um die Gruppe A oder B, aber auch um die Gruppe 0 handeln. Sind Agglutinationen sowohl mit Blutkörperchen A wie mit B festzustellen, so ist das Resultat *nur verwertbar*, wenn keine Zusammenballung mit Blutkörperchen 0 eintritt, wenn also eine Panagglutination ausgeschlossen werden kann.

V. Der Nachweis der Blutgruppeneigenschaften im eingetrockneten Blut.

Die Feststellung der Blutgruppenzugehörigkeit in Blutspuren kann von großer kriminalistischer Bedeutung sein. Ist das gefundene Blut noch verhältnismäßig frisch und läßt sich eine Aufschwemmung von gut erhaltenen Blutkörperchen herstellen, dann dürfte die Bestimmung keine besondere Schwierigkeit machen, wenn an die durch Bakterien bedingte Panagglutination gedacht wird und wenn beim Fehlen des Serums die möglichen Fehler, die dadurch entstehen können, berücksichtigt werden.

Wird ein Blutfleck oder angetrocknetes Blut auf Gruppen-
zugehörigkeit untersucht, so muß *vorher sicher* bestimmt sein, daß
es sich wirklich um Blut, und zwar *Menschenblut* handelt. Es ist
also zunächst die chemische Untersuchung und anschließend die
biologische vorzunehmen.

a) Der Nachweis der Eigenschaften ABO im eingetrockneten Blut.

Die Feststellung der Blutgruppe in eingetrocknetem Blut kann
einmal erfolgen durch den Nachweis der *Agglutinine* mit bekannten
Blutkörperchen A und B und dann durch die Feststellung der
Receptoren.

Von der Blutspur wird eine starke Eiweißlösung in physiologischer Kochsalzlösung hergestellt. Je 2 Tropfen von ihr
kommen auf einen Objektträger. Nachdem diese langsam ein-
getrocknet sind, werden erneut je 2 Tropfen hinzugefügt und
so fort, bis eine verhältnismäßig dicke Schicht eingetrockneten Ei-
weißes vorliegt. Zu dem einen Eiweißfleck wird 1 Tropfen einer
etwa $^1/_2$proz. Aufschwemmung frisch entnommener Blutkörperchen A zu dem anderen Blutkörperchen B hinzugefügt. Es
empfiehlt sich eine Kontrolle mit bekannten Blutkörperchen 0.
Jetzt wird mit dem Deckglas bedeckt und nach einigen Minuten
unter dem Mikroskop abgelesen. Im positiven Falle sind die
Blutkörperchen traubenförmig zusammengebacken und liegen
kranzartig um den Eiweißfleck herum; im negativen Falle sind
sie einzeln liegend zu erkennen. Durch leichte Erschütterung
der Objektträger kann die Zusammenballung angeregt werden.
Um in zweifelhaften Fällen eine *Pseudoagglutination* auszuschließen, zieht man etwas physiologische Kochsalzlösung unter das
Deckglas auf. Beweisend ist nur eine deutliche Agglutination[1].

Man kann auch je ein nicht zu dickes Schüppchen der Blutspur auf den Objektträger legen und die beiden bekannten Blutkörperchenaufschwemmungen hinzufügen, doch muß dabei das
Deckglas gut aufliegen.

Ein anderer Weg ist möglich[2]: Teile des blutbesudelten Stoffes
werden 24 Stunden lang in 0,2—0,3proz. Kochsalzlösung extrahiert. Dann wird im Vakuum bei etwa 20° nach Filterung der

---

[1] MUELLER, B.: Das Agglutininanreicherungsverfahren ... Dtsch. Z.
gerichtl. Med. **11**, 120 (1928).
[2] MÜLLER, M. A.: Das Agglutinationsanreicherungsverfahren, ein neues
Verfahren zur Blutgruppenbestimmung an altem, eingetrocknetem Blut.
Diss. Chur 1927.

Flüssigkeit eingedickt bis zur Sirupkonsistenz. Als Testobjekte werden frische Blutkörperchenaufschwemmungen A und B in Lecithin zur Verhinderung einer Pseudoagglutination benutzt. Die Untersuchung erfolgt auf dem Objektträger, der gegen Austrocknung unter einer Petrischale mit einem feuchten Wattebausch liegt. Abgelesen wird nach 10—60 Minuten. HOLZER[1] hat mit dieser Methode keinen guten Erfolg gehabt.

Im eingetrockneten Blute halten sich die Agglutinine schlechter als die Receptoren. Der Nachweis der agglutinablen Substanz erfolgt durch Absorption. Ein starkes Serum 0 oder besser ein gutes A- und ein gutes B-Serum werden gegen bekannte frische Blutkörperchen A und B bestimmter Personen austitriert. Je nach der Menge des zur Verfügung stehenden Materials wird je ein Teil der Seren mit Teilchen der gut zerriebenen Blutspuren oder von dem geprüften blutbesudelten Gewebe in einem kleinen Reagensgläschen vermischt. Zur *Kontrolle* müssen Stücke des *nicht* bebluteten Stoffes *aus der Nähe* des Fleckes und bekannte Blutflecke A, B, 0 in Parallelversuchen der gleichen Behandlung unterzogen werden. In anderen Gläschen befinden sich die Seren allein. Etwa einen Tag lang bleiben die Gemische bei kühler Temperatur unter mehrmaligem Aufschütteln stehen. Danach wird zunächst das reine Serum gegen frisch entnommene Blutkörperchen derselben Person wie eben austitriert und anschließend wird der Inhalt der anderen nach Zentrifugieren ebenso untersucht.

Die negativen Kontrollen sind einwandfrei, wenn ihr Serum den gleichen oder einen um 1—2 Stufen tieferen Titer als vorher hat. Im positiven Falle muß eine Titersenkung von *wenigstens* 3 Stufen vorliegen, gewöhnlich ist diese aber wesentlich größer. Ist mit dem Serum, das mit dem unbekannten Trockenblut gemischt worden ist, eine Agglutination der bekannten Blutkörperchen A nicht nachzuweisen, wohl aber der bekannten Blutkörperchen B, dann ist das Agglutinin α, das vorher in dem gebrauchten Serum war, gebunden. Eine solche Bindung wird durch den Receptor der A-Blutkörperchen bedingt. Demnach ist der Faktor A in der Blutspur vorhanden, sie gehört zur Blutgruppe A. Werden Blutkörperchen B von dem Abguß ebenfalls verklumpt, dann ist auch das Agglutinin β gebunden, also der Faktor B ist ebenfalls in der Spur vorhanden, sie gehört zu AB. Werden dagegen die bekannten Blutkörperchen A und B agglutiniert, dann fehlen in der Blutspur die Receptoren A und B, sie

---

[1] HOLZER: Ein einfaches Verfahren zur Gruppenbestimmung an vertrocknetem Blut durch Agglutininbindung. Dtsch. Z. ger. Med. **16**, 445 (1931) mit zahlreichen Literaturangaben.

hat theoretisch zunächst die Eigenschaft 0. Häufig aber werden nicht alle Agglutinine in den gebrauchten Seren absorbiert, der Titer sinkt im Verhältnis zu dem Ausgangsserum bzw. zu dem reinen Kontrollserum mehr oder weniger. Der Titer muß bei dem zu untersuchenden Blutserumgemisch eindeutig wenigstens um 3 Stufen gesunken sein, um eine Diagnose stellen zu können. Ist das auch bei einer der Kontrollen der Fall, dann kann eine sichere Bestimmung *nicht* erfolgen.

THERKELSEN[1] geht so vor, daß er ein Stück des Fleckes, höchstens 80 mg, herausschneidet und sehr fein zerzupft. Das gleiche geschieht mit dem Kontrollstoff, der sicher blutfrei sein muß. Das Material wird in je zwei gleiche Teile geteilt und in 4 Zwergreagensgläser gebracht.

Das Testserum A soll einen Titer von etwa 512 gegen B-Blutkörperchen haben, das Testserum B einen solchen von 512 gegen A_1 und 256 gegen A_2-Blutkörperchen. Von solchen B-Seren sind die am brauchbarsten, die nach einer Vorabsorption mit einem bekannten Blutfleck A_2B die größte Titersenkung beim Austitrieren gegen A_2-Blutkörperchen haben.

Die Testseren werden auf 1:8 verdünnt. Von dieser Verdünnung werden je 0,4 ccm des Serums A bzw. des Serums B dem Flecken und Kontrollstoff zugesetzt. Daneben läuft als Kontrolle ein Versuch mit dem verdünnten Serum ohne Zusatz.

Nach guter Durchmischung bleiben die Gläschen 2 Stunden bei Zimmertemperatur stehen. Darauf wird je 1 Tropfen der Flüssigkeit entnommen und mit 10% Blutkörperchenaufschwemmung B bzw. A_2 geprüft. Ergibt die Flüssigkeit aus den Stoffkontrollen eine kräftige Agglutination, so werden die Seren austitriert. Ist keine Agglutination vorhanden, so wird den Gläschen 25 cmm unverdünntes Serum zugesetzt. Nach 2 Stunden wird erneut geprüft und gegebenenfalls die gleiche Menge nochmals zugefügt, bis die Flüssigkeit mit dem Kontrollstoff eine kräftige Agglutination ergibt.

Jetzt werden die Gläschen zentrifugiert und die Abgüsse in Reagensgläschen austitriert mit einer 2proz. Blutkörperchenaufschwemmung A_1, A_2 und B. Es wird nicht zentrifugiert, sondern die Gläschen werden in den Eisschrank gebracht, 18 Stunden bei $+2$ bis $3°$ C belassen und dann kräftig durchgeschüttelt. Nach 1stündigem Aufenthalt im Zimmer wird abgelesen.

---

[1] THERKELSEN: Typenbestimmung bei gerichtlich-medizinischen Fleckenuntersuchungen. Z. Rassenphysiol. **8**, H. 3/4 mit zahlreichen Schrifttumsangaben.

Ob wir bei einer Untersuchung einer Blutspur ein sicheres Resultat erhalten, hängt in erster Linie von dem *Alter* der Spur und ihrer vorherigen Lagerung ab. Durch Sonnenlicht und Wärme wie durch Einfrieren werden die Gruppeneigenschaften manchmal schnell zerstört. Lagen die Blutflecken in der direkten Sonnenbestrahlung nicht ausgesetzten Räumen, dann können sich unter Umständen noch nach vielen Jahren die Blutgruppeneigenschaften AB0 nachweisen lassen (B. MUELLER[1]). Stoffe, an denen das Blut haftet, können sowohl die Receptoren zerstören wie zur unspezifischen Bindung der benutzten Agglutinine die Veranlassung sein. Deshalb sind die genannten Kontrolluntersuchungen immer einzulegen.

Finden wir keine Bindung der Agglutinine, dann *können* die Receptoren im Blutfleck fehlen. Dieser kann, wie oben gesagt, zur Gruppe 0 gehören. Die Agglutinogene können aber auch *zerstört* sein. Die Diagnose 0 darf bei diesen Untersuchungen *nicht* gestellt werden, *es sei denn*, daß der Faktor M oder N im Blut noch nachgewiesen wird. Dies würde beweisen, daß die agglutinable Substanz noch erhalten ist, und also auch, wenn sie da ist, mit den Agglutininen α und β eine Reaktion eingehen muß. Die Gruppe A_2 enthält wie bekannt nur einen schwachen Receptor, der leicht schwinden kann und dann nicht mehr nachweisbar ist. Es kann sich also beim Fehlen einer Bindung des Agglutinins α und β nicht nur um die *Gruppe 0* handeln, sondern auch um die *Gruppe A_2*, abgesehen von der Unbrauchbarkeit des Blutes zur Untersuchung. Deshalb ist auch die Diagnose B *nicht* sicher zu stellen. Es kann immer ein A_2B vorliegen, bei dem der Receptor B noch verhältnismäßig kräftig, der Receptor A_2 schon verschwunden ist.

Die Amerikaner BOYD[2] wollen mit ihrer Methode auch bei dem Nachweis der *Untergruppen* A_1 und A_2 Erfolg haben. Sie benutzten ein Serum A und ein Serum B und ferner eine Mischung von Immunantiserum A und Immunantiserum B. Zunächst hat eine genaue Bestimmung des Grenztiters zu erfolgen, der bei 1:8 liegen soll, so daß also die entsprechenden Blutkörperchen bei 1:16 nicht mehr agglutiniert werden. Das wird gegebenenfalls durch Verdünnung der Isoseren und Immunseren erreicht. Die Bestimmung erfolgt im hängenden Tropfen.

---

[1] MUELLER, B.: Beeinträchtigen Kälte und Quarzlicht die Bestimmbarkeit der Blutgruppen an eingetrocknetem Blut? Dtsch. Z. ger. Med. **23**, 40 (1934).

[2] BOYD: J. of Immun. **33**, 159 (1937).

Von dem blutbefleckten Stoffe werden 3 Stücke entnommen, die je etwa so viel Blut enthalten, wie der Menge von $^1/_3$ Tropfen entspricht. In Zwergreagensgläschen werden je 0,1 ccm des Serums A, wie B und des Gemisches von Immunantiseren A und B den zerzupften Stoffen zugesetzt. Nach gründlicher Durchmischung kommen die drei Gläschen für 24 Stunden in den Eisschrank. Darauf wird geprüft, gegebenenfalls erneut durchgemengt und nach erneutem 24 stündigem Eisschrankaufenthalt untersucht.

Wichtig sind Kontrollen mit bekannten, etwa gleich alten Blutflecken 0, A_1, A_2, B, A_1B und A_2B, wie mit dem nicht blutbeflecktem Stoffe aus der Nähe des Blutfleckes.

Gehört der Blutfleck zu A_2, so tritt eine vollständige Absorption nicht ein, jedoch eine Abnahme des Titers. Der Fleck ist zur Kontrolle mit bekannten Blutflecken 0, A_1 und A_2 erneut zu prüfen, und zwar mit einem Anti-A-Serum, das verdünnt bei 1:4 gerade $\pm$ reagiert. Aus dem Verhalten der vier Blutflecke zueinander ist dann die Gruppe des unbekannten Fleckes zu bestimmen. Die Untergruppe A_3 ist aber auch so nicht nachweisbar. HAUSBRANDT[1] empfiehlt zum Nachweis der Blutgruppeneigenschaft in kleinsten Trockenblutmengen die Absorption in Capillaren.

b) Der Nachweis der Eigenschaften MN im eingetrockneten Blut.

Noch schwerer als die Eigenschaften des AB0-Systems sind die Faktoren M und N im eingetrockneten Blut zu erkennen. Die bisher bekannten Methoden ergeben häufig keine befriedigenden Resultate.

THERKELSEN[2] weist nur den Faktor M nach. 0,15 ccm eines auf 1:2 verdünnten Anti-M-Serums werden 50 mg des zerkleinerten, blutbesudelten Stoffes zugesetzt. Zur Kontrolle werden 35 mg des nicht blutenthaltenden Stoffes ebenso behandelt, und ferner werden bekannte Blutflecken, die die Eigenschaften A_1M, A_2M, A_1BMN, A_2BMN und BN besitzen, der gleichen Untersuchung unterzogen.

Nach sorgfältiger Mischung werden die Gläschen $1^1/_2$ Stunde bei Zimmertemperatur stehengelassen. Darauf wird 1 Tröpfchen aus jedem Glas abgehoben und mit einem gleich großen einer Blutkörperchenaufschwemmung 0MN vermischt. Handelt es sich

---

[1] HAUSBRANDT: Dtsch. Z. ger. Med. **29**, 501 (1938).
[2] THERKELSEN: Dtsch. Z. ger. Med. **23**, 35 (1934).

bei dem fraglichen Blut um M, dann erfolgt eine Agglutination nur mit dem Serum aus den Gläschen, die den N-Blutfleck und den Kontrollstoff enthalten.

Jetzt wird den Gemischen weiter je 0,1 ccm der Serumverdünnung 1:2 zugesetzt, wieder $1^1/_2$ Stunde stehengelassen und untersucht. Damit wird so lange fortgefahren, bis das Serum in den Gläschen mit der Flecksubstanz MN eine deutliche Zusammenballung der Testblutkörperchen zeigt. Darauf werden alle Abgüsse in Zwergreagensgläschen austitriert.

Bei diesen Versuchen ergab sich, daß der Titer des mit dem N-Blutfleck absorbierten Serums etwa 6—7 Stufen höher war als der des Serums mit dem M-Blutfleck. Er war um etwa 4 Stufen höher als bei dem MN-Blut. Der Titer des mit dem sauberen Stoff beschickten Serums war unspezifisch um 2 Stufen gegen den des reinen Serums gesunken. Hier war mehr absorbiert worden als bei dem N-Blutfleck. THERKELSEN nimmt an, daß das Blut die Fasern des Stoffes so fest umschließt, daß ihre Absorptionsfähigkeit herabgesetzt wird.

Der Nachweis des M gelang schon mit etwa 25 mg Flecksubstanz, die etwa 0,025 ccm Blut entspricht. Es ist jedoch nicht jedes Antiserum brauchbar. Manche zeigen stärkere Neigung zur unspezifischen Bindung mit dem nicht blutbesudelten Stoff. Die Titerunterschiede sind deshalb oft nicht deutlich.

Es handelt sich hier um den Nachweis der Eigenschaft M. Gelingt er, so kann die Gruppe M *oder* MN vorliegen, fehlt M, so kann der ursprünglich vorhandene Receptor im trockenen Blut verschwunden sein. Die Diagnose ist *nicht* zu stellen. Der positive Ausfall ist, wie schon oben gesagt, auch von indirekter Bedeutung für die Bestimmung der Gruppe 0.

Einen anderen Weg schlägt LAUER[1] ein. Angetrocknetes Blut wird abgeschabt, blutdurchtränkte Stoffteile werden zerkleinert und in wenig Aqu. dest. extrahiert bzw. gelöst. Die erhaltene Flüssigkeit wird auf einer Glasplatte getrocknet und abgeschabt. Das in Wägegläschen gesammelte Material wird nochmals bei nicht zu hoher Temperatur getrocknet.

10 mg der Trockensubstanz werden mit je 0,1 ccm frisch bereiteten, möglichst hochwertigen Immunantiseren M und N in kleinen Hängeröhrchen gemischt. Die Mischung bleibt 1 Stunde bei Zimmertemperatur stehen und wird dann zentrifugiert. Die dunkelbraun gefärbte Flüssigkeit wird gegen Blutkörperchenaufschwemmung 0M, 0MN und 0N nicht im Reagensglas, sondern

---

[1] LAUER: Die Technik der Blutfleckdiagnose M und N. Dtsch. Z. gerichtl. Med. **22**, 86 (1933).

auf dem Objektträger geprüft. Andere Gruppen als 0 des ABO-Systems in Verbindung mit M bzw. N in den Testblutkörperchen sind deshalb nicht brauchbar, weil gegebenenfalls eine Agglutination durch ein in den Abgüssen enthaltenes α oder β erfolgen kann. Die Kontrolle mit MN-Blut ist erforderlich, weil, wenn der zu untersuchende Blutfleck MN hat, das N im Immunserum Anti-N nicht ganz gebunden wird. Der Abguß gibt dann mit N-Blut eine wenn auch *abgeschwächte* positive Reaktion, mit MN-Blutkörperchen aber ein *negatives* Resultat.

Kontrollen mit bekannten Trockenbluten, die die Eigenschaften ABO in Kombination mit M, N und MN besitzen, haben immer den Untersuchungen parallel zu laufen, ebenso wie die mit dem fraglichen, nicht mit Blut besudelten Stoff. Ein Nachweis der Faktoren ist mit dieser Methode bei bis zu 3 Monate altem Blut gelungen, wenn es sich um angetrocknetes Blut handelte. Bei blutgetränkten Stoffen war das Resultat mehrfach nicht eindeutig.

Noch größere Vorsicht ist bei dem Nachweis von M und N als bei dem von ABO am Platze. Der Faktor N *schwächt* sich schon nach längerem Stehen im flüssigen Blute sehr stark ab, von N_2 ganz zu schweigen. Sein Nichtnachweis im eingetrockneten Blut besagt also trotz gefundenem M *nichts*.

Die Gruppenbestimmung im eingetrockneten Blut führt nicht selten zu einem negativen Ergebnis. Im positiven Falle kommt nur ein Ausschluß in Betracht.

Anhang: Der Nachweis der Blutgruppeneigenschaften in Sperma und Speichel.

Wie schon gesagt, kommen manche Blutgruppeneigenschaften auch in den Ausscheidungen vor, jedoch nicht bei allen Menschen. Wir kennen „Ausscheider" und „Nichtausscheider". Die Fähigkeit, die Receptoren auszuscheiden, soll sich vererben, wobei der Ausscheider S über den Nichtausscheider s dominiert. Neuere Untersuchungen haben ergeben, daß die Stärke der Receptoren in den Ausscheidungen bei ein und derselben Person *stark wechselt*.

Die Untersuchung von *Sperma* auf die Blutgruppeneigenschaften ABO erfolgt durch Absorption und ist die gleiche wie die beim eingetrockneten Blut. Auch hier ist auf die *Kontrollen* besonderes Gewicht zu legen, weil zahlreiche Stoffe, Verunreinigungen, Papier, Holz usw. häufig eine unspezifische Bindung der Gebrauchsseren ergeben. In der *Vorprobe* muß nachgewiesen werden, daß es sich wirklich um *Samen* handelt. Dieser soll auch nicht durch Blut — geringste Spuren spielen keine Rolle — verunreinigt sein. Die Eigenschaften M und N sind bisher im Sperma nicht gefunden worden.

Wird durch Absorption kein Receptor ermittelt, dann kann es sich um den Samen eines *Nichtausscheiders* handeln. Es muß bei der verdächtigten Person in jedem Falle im Blut die Gruppe festgestellt werden und durch Untersuchung des *Speichels* ermittelt werden, ob sie diese Gruppeneigenschaften ausscheidet oder nicht. Auf das Schwanken in der Stärke der Receptoren ist hingewiesen worden!

Die Diagnose Gruppe 0 ist nur mit *gewisser Wahrscheinlichkeit* zu stellen, wenn *frisches* Sperma in *starker* Konzentration benutzt worden ist und keine Bindung vorliegt. Es ist im Gutachten ausdrücklich darauf hingewiesen, daß es sich nicht nur um die Gruppe 0, sondern auch um einen Ausscheider der Gruppe A_2 handeln kann oder um einen „Nichtausscheider".

Wird B gefunden, so ist es auch möglich, daß es sich bei der betreffenden Person um die Gruppe A_2B handelt.

Durch diese Untersuchungen ist natürlich nur gegebenenfalls der *Ausschluß* eines Verdächtigten möglich, wenn z. B. in der Spur B gefunden wird und dieser 0 oder A hat.

Die Receptoren der Gruppeneigenschaften im *Speichel* halten sich nur kurze Zeit. Deshalb ist zur Untersuchung nur frischer und nicht durch Blut verunreinigter Speichel zu verwenden. Ist das nicht möglich, dann ist er nach der Entnahme im Wasserbade 10 Minuten lang aufzukochen und ist so auch längere Zeit brauchbar. THERKELSEN[1] verdünnt ihn auf 1:10 mit physiologischer Kochsalzlösung. Je 0,35 ccm werden mit 0,05 ccm des Serums A und des Serums B vermischt. Nach 2 Stunden wird zentrifugiert und gegen frische A_1-, A_2- und B-Blutkörperchen austitriert. Es ergab sich, daß dort, wo im Speichel starke Receptoren vorhanden waren, diese sich auch im Sperma fanden, und daß, wenn sie hier fehlten, sie auch dort nicht nachweisbar waren.

Die Untersuchung auf spezifische Receptoren im *Schweiß* hatte ein negatives Ergebnis (THERKELSEN). Dagegen war eine erhebliche *unspezifische* Absorption, gleichgültig ob es sich um Ausscheider oder Nichtausscheider handelte und zu welcher Gruppe die betreffenden Personen gehörten, nachweisbar. Das ist für die Fleckenuntersuchung wichtig, z. B. Blutflecken an stark durchschwitztem Stoff.

---

[1] THERKELSEN: a. a. O.

VI. Die praktische Bedeutung der Blutgruppeneigenschaften.

a) Die Blutgruppeneigenschaften im Abstammungsnachweis.

Mit Hilfe der Blutgruppen läßt sich nicht sagen, daß ein Kind von einem bestimmten Manne oder einem bestimmten Weibe abstammt, es läßt sich jedoch eine Abstammung gegebenenfalls ausschließen.

Die Blutgruppeneigenschaften verändern sich während des Lebens nicht, sie sind vom Mutterleibe an vorhanden und vererben sich nach den MENDELschen Gesetzen. Man nimmt beim AB0-System drei unabhängige Anlagepaare A, B und 0 an. Bei diesen Genen handelt es sich um die Blutkörpercheneigenschaften, die Agglutinogene. Über die Entstehung der Agglutinine sind die Meinungen geteilt. Die einen lehnen das Vorhandensein einer Erbanlage ab und vermuten, daß sich α und β bei allen Menschen als arteigen bilden und daß eine intravitale Bindung der Antistoffe durch die entsprechenden Antigene erfolgt. Das α kann also z. B. nicht zur Wirkung kommen bei der Gruppe A oder AB, weil es durch das A gebunden wird. Andere nehmen besondere Gene an.

Die Eigenschaften A und B sind dominant, 0 ist rezessiv. Treten dominante Eigenschaften bei einem Kinde auf, dann müssen sie auch bei den Eltern nachzuweisen sein. Rezessive Eigenschaften sind phänotypisch — im Erscheinungsbild — nur dann nachweisbar, wenn sie von beiden Eltern vererbt worden sind. Bei der Gruppe 0 ist das Erscheinungsbild 0, das Erbbild also 00. Die Gruppe A kann genotypisch AA (homozygot) sein, d. h. sowohl vom Vater wie von der Mutter hat das Kind A geerbt oder es kann A0 (heterozygot) sein, d. h. von dem einen Elter hat das Kind A, von dem anderen Elter 0. Phänotypisch aber ist, da 0 rezessiv ist, in beiden Fällen nur A zu erkennen. Ebenso ist es bei B. Bei AB hat der eine Elter A, der andere B vererbt. Hier ist der Phänotyp gleich dem Genotyp.

Untersuchen wir, welchen Blutgruppen Kinder eines Elternpaares angehören können, die die Eigenschaft A und A haben. Das Erbbild kann entweder AA sein, d. h. die Eltern sind homozygot oder der heterozygote Typ kann vorliegen. Nehmen wir an, jeder der Eltern ist erbgleich. Dann ergibt sich:

$$AA \times AA = AA \quad AA \quad AA \quad AA.$$

Solche homozygoten Eltern können demnach nur homozygote
Kinder A haben.

Nehmen wir an, die Eltern sind ungleicherbig. Dann ergibt
sich:

$$A0 \times A0 = AA \quad A0 \quad 0A \quad 00.$$

Von solchen heterozygoten Eltern können demnach 25%
homozygote A, 50% heterozygote A und 25% 0-Kinder entstehen, im Erscheinungsbild also sowohl Kinder A wie
Kinder 0.

Da wir durch unsere Untersuchungen noch nicht feststellen
können, ob ein Elter gleicherbig oder ungleicherbig ist, nehmen
wir, um von vornherein Fehler auszuschließen, immer den heterozygoten Typ an.

Nach dem Gesagten ergibt sich folgendes: Hat die Mutter
die Eigenschaft A und und das Kind B, so muß dieses Kind
einen Mann zum Vater haben, der dieses B besitzt, weil die Mutter
es nicht vererbt haben kann. Sein Vater muß zur Gruppe B oder
AB gehören. Demnach ist ein Mann, der die Eigenschaft 0 oder A
hat, als Vater dieses Kindes auszuschließen.

Hat die Mutter die Eigenschaft 0, das Kind die Eigenschaft A,
dann muß es einen Mann zum Vater haben, der diese Eigenschaft
besitzt, also der zur Gruppe A oder AB gehört. Jeder Mann,
der zur Gruppe B oder 0 gehört, ist auszuschließen.

Ein Elter 0 kann nach dem Gesagten kein Kind AB haben,
ebensowenig kann ein Kind 0 von einem Elter AB stammen.

Besitzt das Kind B und die Mutter 0, dann muß es einen
Mann B oder AB zum Vater haben. Hat der fragliche Mann B,
dann darf man vermuten, daß seine Vaterschaft ziemlich wahrscheinlich ist. Die Gruppen B und AB kommen zusammen nur
bei 18% der Menschen in Deutschland vor, die Wahrscheinlichkeit mit einem B-Manne zu verkehren ist also nicht groß. Wir
haben allerdings einmal den Fall gehabt, wo die Frau in der
fraglichen Zeit mit drei Männern Geschlechtsverkehr hatte, die
alle zur Gruppe AB gehörten! Diese Gruppe tritt in Deutschland
nur bei 5% der Menschen auf.

Unter Millionen von Untersuchungen sind *Ausnahmen* von
der Regel bei einwandfreier Bestimmung bisher nicht gefunden
worden. Jedoch war in einem Falle die sichere Bestimmung des
Blutes nicht möglich und ein scheinbarer Ausschluß vorhanden.
LAUER[1] und HASELHORST konnten 1928 eine Beobachtung machen,

---

[1] Diskussionsbemerkung: Verhandlungsbericht des I. Intern. Kongr.
gerichtl. Med. in Bonn 1938. Verlag Scheur, Bonn.

nach der eine Mutter AB ein Kind 0, hatte. Dieses Kind war mißbildet und idiotisch. Vielleicht handelt es sich auch bei der Blutgruppe um eine Mißbildung, die dem Nachweis entgeht. Bei der großen Zahl der Untersuchungen wird durch diese Beobachtung der Wert des Blutgruppensystems als Beweismittel nicht gemindert.

Von den *Untergruppen* dominieren A_1 über A_2, dieses über A_3 und alle über 0. Wir können demnach von den 8 Phänotypen A_1, A_2, A_3, B, 0, A_1B, A_2B, $A_3B = 15$ Genotypen unterscheiden: A_1A_1, A_1A_2, A_1A_3, A_10, A_2A_2, A_2A_3, A_20, A_3A_3, A_30, BB, B0, 00, A_1B, A_2B, A_3B.

Wenn wir bei einer Mutter ebenso wie bei dem Kinde die Eigenschaft A feststellen und der angebliche Vater hat 0, dann konnten wir früher einen Ausschluß nicht vornehmen, weil das Kind seine Eigenschaft A von seiner Mutter geerbt haben kann. Stellen wir jetzt aber fest, daß die Mutter die Untergruppe A_2 hat, das Kind A_1, dann wäre dieser Mann, der die Eigenschaft 0 besitzt, auszuschließen. Das Kind muß sein A_1 vom Vater geerbt haben, weil die Mutter es nicht besitzt.

Hat die Mutter 0, das Kind A_2 und der Mann A_1B, dann kann dieser nicht der Vater sein. Er vererbt sein A_1 oder B auf das Kind, das diese Eigenschaften aber nicht besitzt[1].

Bisher ist ein Fall bekannt, der gegen die Vererbungsregeln zu sprechen scheint. Eine Mutter A_1B hatte ein Kind A_2 (DAHR und BUSSMANN[2]). Das ist nicht möglich, weil die Mutter das A_1, abgesehen vom B, vererben und dieses A_1 beim Kinde erkennbar sein muß. Wie dieser Fall zu erklären ist, steht noch nicht fest. Jedenfalls ist bei ganz jungen Kindern ein A_1 manchmal nicht sicher zu erkennen. Leider ist bisher eine Nachprüfung dieses Falles von anderer Stelle nicht erfolgt. Deshalb kann er als „Ausnahme" auch nicht anerkannt werden.

Man kann sagen, daß die Erfahrungen über die Vererbung der Untergruppen noch nicht so groß sind wie bei den oben erwähnten Eigenschaften. Man wird deshalb gegebenenfalls die Vaterschaft nur mit einer *sehr hohen Wahrscheinlichkeit* ausschließen und nicht wie sonst mit Sicherheit.

Bei den *Gruppen M und N* liegen zwei unabhängige Gene vor. Das Erbbild ist MM, NN und MN. Die Eigenschaften sind kombinant (LENZ). Sie vermischen sich nicht, dominieren nicht

---

[1] PIETRUSKY: Zur Vererbung der Untergruppeneigenschaften A_1 und A_2. Dtsch. Z. ger. Med. **33** (1940).

[2] DAHR u. BUSSMANN: Familienuntersuchungen über die Vererbung der Untergruppen A_1 und A_2. Z. Rassenphysiol. **10**, 49 (1938).

übereinander und kombinieren sich in der Wirkung. Jeder Elter vom
Phänotyp M oder N muß seine Eigenschaften auf seine Nachkommen
vererben.

$$MM \times NN = MN \quad MN \quad MN \quad MN.$$

Demnach ist die Vaterschaft eines Mannes M an einem Kinde N
auszuschließen. Ein Mann MN kann auf Grund dieser Eigenschaften Vater eines Kindes jeder Gruppe sein. Eine Mutter M
kann natürlich auch nicht ein Kind N haben, und umgekehrt.
An den Mutter-Kind-Paaren läßt sich demnach schon die Richtigkeit des angenommenen Vererbungsganges dieses Systems nachprüfen[1].

Wie schon gesagt, sind die Eigenschaften MN völlig *unabhängig*
von den Eigenschaften AB0. Es ist durchaus möglich, daß ein
Ausschluß der Vaterschaft nur auf eines der beiden Gruppen-
systeme erfolgt. Dabei kommt dem einen System nicht mehr
Wert als dem anderen zu. Bisher sind Ausnahmen von der Regel
beim MN-System noch nicht beobachtet worden.

Schwierigkeiten können bei der Eigenschaft N_2 auftreten. Diese
ist, wie oben gesagt, nur sehr schwer nachzuweisen. FRIEDEN-
REICH[2] hat den Vererbungsgang erforscht. Danach ist N_2 gegen N_1
rezessiv. Wir haben hier 5 Phänotypen: M, MN_1, MN_2, N_1 und,
wenn auch bisher noch nicht gefunden, N_2. Diese entsprechen
6 Genotypen: MM, MN_1, MN_2, N_1N_1, N_1N_2, N_2N_2. Unter der
Voraussetzung der Richtigkeit des angenommenen Vererbungsganges ergibt sich folgendes[3]:

Hat ein Kind die Eigenschaften MN_1 und die Mutter N_1, dann
muß es einen Mann zum Vater haben, der ihm das M vererbt.
Hat der Mann N, dann ist seine Vaterschaft auszuschließen. Die
Untergruppe N_2 spielt hier keine Rolle.

Hat das Kind MN_1, die Mutter M, dann muß es einen Mann
zum Vater haben, der ihm das N vererbt hat. Hat der angegebene
Mann aber M, dann kann er nicht der Vater sein. Selbst wenn
der Mann ein schwaches N, das nicht nachgewiesen worden ist,
also MN_2 hat, käme seine Vaterschaft nicht in Betracht, weil
das Kind ja das starke N_1 im MN besitzt.

Nur im dritten Falle spielt das N_2 eine Rolle. Hat das Kind M
und der angebliche Mann N, dann kann sein Genotyp N_1N_2 sein.

---

[1] PIETRUSKY und LAUER: Diskussionsbemerkungen. Verhandlungsbericht des I. Intern. Kongr. ger. Med. in Bonn 1938. Verlag Scheur, Bonn.

[2] FRIEDENREICH: Ein erblicher defekter N-Receptor, der wahrscheinlich eine bisher unbekannte Blutgruppeneigenschaft innerhalb des MN-
Systems darstellt. Dtsch. Z. gerichtl. Med. **25**, 358 (1936).

[3] PIETRUSKY: Zur Vererbung der Bluteigenschaft N_2. Z. Immun.forsch.
98 (1940).

Er kann auf das Kind N_2 vererben. Ist das der Fall und wird bei dem Kinde nur M gefunden, dann ist ein Ausschluß der Vaterschaft zu Unrecht erfolgt. Ebenso liegt es, wenn das Kind N und der Vater M (in Wirklichkeit MN_2) hat. Bei diesen beiden Kombinationen also ist besondere *Vorsicht* geboten!

Eine Blutgruppenbestimmung hat dann nur Wert, wenn sie nach allen Regeln der Kunst durchgeführt wird. Es muß verlangt werden, daß die Eigenschaften des Blutes *voll ausgebildet* sind. Wie oben erwähnt, sind die Isoagglutinine α und β oft erst gegen Ende des ersten Lebensjahres sicher nachweisbar. Werden Kinder vorher untersucht und sind die Agglutinine noch nicht zu erkennen, dann muß eine *erneute Untersuchung* nach einigen Monaten vorgenommen werden. Man wird einwenden können, daß das N bei so kleinen Kindern wegen des Alters noch nicht feststellbar ist. Dafür haben wir keinen Anhalt. Jedenfalls haben Tausende von Untersuchungen von Mutter-Kind-Paaren[1] nichts ergeben, was für die Annahme, daß vor allem die Eigenschaft N bei Säuglingen noch nicht zu erkennen ist, sprechen könnte. Einmal ergaben Nachuntersuchungen nach längerer Zeit, nachdem die Agglutinine im Serum bei den Säuglingen sich gebildet hatten, die gleiche MN-Gruppe wie vorher. Weiter war die Verteilung der Blutgruppen prozentual so, wie wir sie bei der Bevölkerung auch sonst haben. Es gehörten etwa 30% zu M, 20% zu N und etwa 50% zu MN. Wenn das N bei Kindern unter einem Jahr so schwach und nicht nachweisbar wäre, dann müßte die Gruppe MN auf Kosten der Gruppe M geringer sein. Das ist aber nicht der Fall. Ebenso müßten wir häufiger Fälle beobachten, bei denen ein Kind anscheinend M besitzt, dessen Mutter N hat, was ja nicht möglich ist. Nach allem ist nicht anzunehmen, daß die Eigenschaft N bei Kindern unter einem Jahr so schwach auftritt, daß sie dem Nachweis entgeht. Dagegen kommt es wohl vor, daß sie im ersten, selten im zweiten *Halbjahr* schwächer ist als später.

Aus dem Gesagten geht hervor, daß die Möglichkeit eines Vaterschaftsausschlusses größer wäre, wenn wir den *Genotyp* der Menschen bestimmen könnten. Seine Feststellung kann manchmal gelingen durch *Untersuchungen der Eltern oder der Sippe*. Wir haben wiederholt damit Erfolg gehabt.

Die Mutter hat 0, das Kind A_2, der angebliche Vater A_1. Wenn der Mann vom Genotyp A_1A_2 ist, dann ist seine Vaterschaft möglich, sie ist jedoch auszuschließen, wenn bei ihm der Genotyp A_1A_1 oder A_10 vorliegt. Untersucht man die Eltern

---

[1] P‌ietrusky: Fol. haem. (Lpz.) **63**, 368 (1940).

dieses Mannes und findet man bei einem Elter A_1, bei dem anderen 0, dann kann der Genotyp dieses angeblichen Vaters nur $A_1 0$ sein. Seine Vaterschaft ist auszuschließen.

Ist die Mutter *verstorben*, so läßt sich durch Untersuchung des Blutes von Kind und angeblichem Vater unter Umständen auch noch die Vaterschaft ausschließen. Das Kind hat 0, der Mann $A_1 B$ oder $A_2 B$; das Kind hat A_2, der Mann $A_1 B$; das Kind hat $A_1 B$ oder $A_2 B$ und der Mann 0; das Kind hat M, der Mann N oder umgekehrt, immer kann der Mann nicht der Vater dieses Kindes sein.

Auch durch Untersuchung der Eltern des Mannes kann unter Umständen nach dem Tode der Kindesmutter ein Ausschluß ermöglicht werden. Hat z. B. das Kind $A_2 B$, der angebliche Vater A_1, dann ist seine Vaterschaft auszuschließen, wenn durch die Untersuchung seiner Eltern wie oben sein Genotyp als $A_1 0$ ermittelt wird. Selbstverständlich wird dabei die Abstammung des Betreffenden von den untersuchten Eltern vorausgesetzt.

Hat z. B. in einer Ehe das Kind A_1, der Mann 0, dann ist seine Vaterschaft nicht auszuschließen. Sind aber Geschwister des Kindes der verstorbenen Mutter mit *diesem* Manne da, die zum Teil A_2 und zum Teil B haben, dann kann dieses Kind A_1 nicht ehelich sein. Die Mutter muß, wenn der Mann 0 ist, bei solchen Kindern die Eigenschaft $A_2 B$ haben. Sie kann mit einem Mann 0 keine A_1-Kinder zeugen. Selbstverständlich müssen die anderen Kinder ehelich sein.

Leben die Eltern der verstorbenen Mutter noch, so kann manchmal durch deren Untersuchung die Gruppe der Frau auch noch ermittelt werden und zu einem Ausschluß führen. Das Kind hat B, der angebliche Vater hat A. Es wäre möglich, daß das Kind das B von seiner verstorbenen Mutter geerbt hat. Ergibt die Untersuchung der Großeltern des Kindes mütterlicherseits, daß bei diesen kein B vorhanden ist, dann kann es die Kindesmutter, wenn sie ehelich geboren war, auch nicht haben und auf ihr Kind vererben. Ein Mann A oder 0 ist als Vater auszuschließen.

Hat das Kind MN, der Mann M, so ist es möglich, daß er dieses Kind gezeugt hat. Wird durch Untersuchung der Eltern der verstorbenen Kindesmutter aber bei beiden der Faktor M gefunden, dann hat die Kindesmutter auch nur M und das Kind muß sein N im MN vom Vater geerbt haben. Ein Mann M kann als Vater ausgeschlossen werden.

Über den Wert von Blutgruppengutachten als Beweismittel in Abstammungsfragen hat das Institut „Robert Koch“ ein Gutachten erstattet.

Beweiswert der Blutgruppenbestimmung.

Allgemeine Verfügung des Reichministers der Justiz vom 20. Januar 1939
(Deutsche Justiz 1939 S. 349).

Der Reichsminister des Innern hat auf meine Bitte ein erneutes Gutachten des Institut „Robert Koch" über den Beweiswert der Blutgruppenbestimmung erfordert. In diesem mir am 12. I. 1939 übersandten Gutachten wird ausgeführt:

Der Beweiswert der Blutgruppen 0, A, B und AB und der Blutkörperchenmerkmale M, N und MN wurde in letzter Zeit in gutachtlichen Darlegungen verschiedentlich angefochten. Die Gründe, die von seiten dieser Gutachter gegen den Beweiswert der Blutgruppen vorgebracht werden, entstammen theoretischen Überlegungen, nämlich

1. daß qualitative Änderungen Mutationen) der Blutgruppenerbanlagen (Gene) eintreten könnten und

2. daß Hemmungsfaktoren gelegentlich die Auswirkung der Blutgruppenerbanlagen (Gene) hintanhalten könnten, so daß die erbbildlich (genotypisch) vorhandene Struktur erscheinungsbildlich (phänotypisch) nicht zur Ausbildung gelangt.

Hierzu ist festzustellen:

1. Trotz Vorliegens eines sehr großen Materials aus einwandfreien Abstammungs- und Familienuntersuchungen ist bisher niemals auch nur ein Fall von Veränderlichkeit (Mutation) der Blutgruppenerbanlagen (Gene) nachgewiesen worden.

2. Auch die Auswirkung von Hemmungsfaktoren spielt für die praktische Begutachtung keine Rolle; infolgedessen gibt sie keine Veranlassung, den Beweiswert der Blutgruppen auch nur im geringsten einzuschränken.

Die Bestimmung der Blutgruppen erfolgt nach naturwissenschaftlichen Methoden, die, wie jedes naturwissenschaftliche Verfahren, ihre Grenzen haben. Diese Grenzen und Fehlermöglichkeiten der Untersuchungsmethoden sind allen gewissenhaften Gutachterrn, die auf dem Gebiet der Blutgruppenforschung über ausgedehnte Erfahrungen verfügen, hinreichend bekannt. In allen Fällen, in denen diese Methoden eindeutige Untersuchungsergebnisse liefern, steht die Blutgruppe des Individuums, von dem die untersuchte Blutprobe stammt, mit Sicherheit fest. In den Fällen, in denen diese Methoden keine eindeutigen Untersuchungsergebnisse liefern — z. B. defekte Typen oder Blutproben zu junger Säuglinge, in denen noch keine Isoantikörper nachgewiesen werden können —, ist die Blutgruppe nicht zuverlässig bestimmbar. Das klar zum Ausdruck zu bringen, ist Pflicht jedes Gutachters, der verantwortungsbewußt sich im Gutachten darüber zu äußern hat, ob er eindeutige Untersuchungsergebnisse erzielt hat oder nicht.

Sämtliche vom Institut „Robert Koch" durch eine Rundfrage befragten, auf dem Gebiete der Blutgruppenforschung maßgebenden Sachverständigen stimmen in ihren Äußerungen darin überein, daß auf Grund der vieltausendfachen Erfahrungen der Erbgang der Blutgruppeneigenschaften A und B und auch der Blutkörperchenmerkmale M und N als durchaus gesichert gelten kann und daß das Verfahren der Blutgruppenbestimmung bei sachgemäßer Durchführung (entsprechend den „Richtlinien für die Ausführung der Bestimmung der Blutgruppen 0, A, B und AB und der Blutkörperchenmerkmale M und N" [vgl. vorstehend]) den Nachweis der „offenbaren Unmöglichkeit" im Sinne des § 1717 BGB. zu erbringen vermag.

Es gibt kein anderes menschliches Erbmerkmal, dessen Erbgang so eingehend, sowohl experimentell als auch massenstatistisch, nachgeprüft und vollauf bestätigt worden ist. Bei den früher verschiedentlich behaupteten Angaben über die Veränderlichkeit der Blutgruppe eines Individuums und über die Abweichungen von den allgemein anerkannten Vererbungsregeln hat sich vielfach nachweisen lassen, daß es sich hier um methodische Versuchsfehler oder um Illegitimität gehandelt hat.

Eine Ausnahme davon, daß man den Rückschlüssen aus einwandfrei durchgeführten Blutgruppen- und Blutkörperchenmerkmalbestimmungen absolute Sicherheit zuzuschreiben hat, bilden, wie das von dem Institut „Robert Koch" stets vertreten worden ist, lediglich folgende zwei Kombinationsmöglichkeiten:

1. Möglichkeit eines schwachen Blutkörperchenmerkmals N (N_2). Es sind in der Weltliteratur zwei Fälle beschrieben worden, bei denen das Blutkörperchenmerkmal N sehr schwach ausgebildet war und zunächst dem Nachweis entgangen ist. Mit Rücksicht auf diese Beobachtungen hat sich das Institut „Robert Koch" auf den Standpunkt gestellt, daß den Rückschlüssen aus einwandfrei durchgeführten Blutkörperchenmerkmalbestimmungen dann eine an Sicherheit grenzende Wahrscheinlichkeit zuzusprechen ist, wenn sich der Ausschluß der Vaterschaft auf ein Fehlen von N gründet — dieser Ausschluß bei Vorhandensein eines schwachen N (N_2) aber nicht möglich wäre. — Dabei ist zu bemerken, daß diese Wahrscheinlichkeit eine sehr hohe ist, weil nämlich die Blutproben mit schwachem N heute durch die in den „Richtlinien" vorgesehenen Sicherungen bestimmt als N-haltig erkannt werden würden und weil infolgedessen die zwei erwähnten Fälle keinen Gegenbeweis gegen die Zuverlässigkeit der M/N-Bestimmungen abgeben können.

2. Untergruppen von A (A_1/A_2) und AB (A_1B/A_2B).

Bei den Rückschlüssen aus einwandfrei durchgeführten Untergruppenbestimmungen (A_1/A_2 und A_1B/A_2B) kommt diesen Rückschlüssen eine sehr große Wahrscheinlichkeit zu. Die Zubilligung einer nur sehr großen Wahrscheinlichkeit erfolgt lediglich aus dem Grunde, weil das einschlägige massenstatistische Material nach Ansicht des Instituts „Robert Koch" noch nicht groß genug ist, um eine an Sicherheit grenzende Wahrscheinlichkeit oder absolute Sicherheit zu rechtfertigen.

Falls auf Grund der Blutgruppenuntersuchung überhaupt ein Ausschluß der Vaterschaft möglich ist, lassen bei einwandfrei durchgeführten Blutgruppenbestimmungen alle übrigen Kombinationen die Rückschlüsse mit *absoluter Sicherheit* zu.

a) Anhang:
Das Blutgruppengutachten im Abstammungsprozeß.

Nach dem Gesetz bleibt bezüglich der Abstammung des Kindes eine geschlechtliche Beiwohnung außer Betracht, wenn es „*den Umständen nach offenbar unmöglich*" ist, daß das Kind durch diese Beiwohnung empfangen sein kann. Auf die Frage „offenbar unmöglich" braucht hier nicht eingegangen zu werden. Unter „den Umständen" ist auch die wissenschaftlich wohl begründete Ansicht über die Vererbung zu verstehen. Auf Grund der Ergebnisse der Blutgruppenuntersuchung liegt nach heutiger Rechtsprechung gegebenenfalls ein „den Umständen nach offenbar unmöglich" vor.

Ein Gutachten über die Blutgruppenbestimmung ist unvollständig, wenn ihm nicht genaue *Protokolle* über die *Blutentnahme* wie über den *Gang und das Ergebnis* der einzelnen Untersuchungen beiliegen. Wir benutzen das Schema S. 65 für die Untersuchung auf Agglutination. Auf der Rückseite wird das Prüfungsergebnis der benutzten Testseren eingetragen (S. 23).

S. 66 zeigt unter I die quantitative Agglutination, wo für die hier benutzten Antiseren eine negative Kontrolle eingeschoben ist. Unter IIa ist das Ergebnis der Titration der zur Absorption gebrauchten Antisera M und N mit bekannten Blutkörperchen vermerkt und unter b die Dauer der Absorption mit den zu untersuchenden Blutkörperchen erwähnt. Unter c ist das Ergebnis der Austitrierung der Abgüsse gegen dieselben bekannten Blutkörperchen wie unter a einzutragen.

Die Vorlage S. 67 gibt das Protokoll der Untersuchung auf die Untergruppen.

Für das Gutachten benutzen wir den Vordruck S. 68. Es muß hier ausdrücklich vermerkt werden, daß die Gruppenbestimmung von dem *Unterzeichneten selbst* vorgenommen worden ist. Für vorteilhaft halten wir es, darauf hinzuweisen, daß eine Garantie für die Richtigkeit der Untersuchungen nur dort übernommen wird, wo nicht nur die Agglutination, sondern auch die *Absorption* erfolgt ist. Letztere ist — wie oben gesagt — für die Gerichte nur dort erforderlich, wo die Gruppe für die Schlußfolgerungen, die aus dem Ergebnis der Untersuchungen gezogen werden, von Bedeutung ist. In anderen Fällen ist der Kostenersparnis halber auf die Absorption zu verzichten. Wo absorbiert wurde, geht aus den beiliegenden Protokollen hervor und wird von uns in den Gutachten noch besonders erwähnt.

Es empfiehlt sich, das eigentliche Gutachten, d. h. die Auswertung der Untersuchungsergebnisse *kurz* zu fassen. Der Richter ist heute über die Grundzüge der Vererbung von Bluteigenschaften unterrichtet. Es ist nicht notwendig, seitenlange Belehrungen immer wieder zu bringen. Wir schreiben z. B.:

„Die Mutter hat die Eigenschaft 0, das Kind die Eigenschaft B. Es muß einen Mann zum Vater haben, der dieses B besitzt, also zur Gruppe B oder AB gehört, weil es von der Mutter, die 0 hat, das B nicht geerbt haben kann. Der als Erzeuger angegebene Mann hat 0. Er kann demnach nicht der Vater sein.

Außerdem hat er die Eigenschaften MN. Ein Mann, der sie besitzt, kann nach dem Blutgruppensystem MN in keinem Falle von der Vaterschaft an einem Kind ausgeschlossen werden. Der Beklagte kann nach diesem System also der Vater sein.

Protokoll über die Agglutinationsuntersuchung.

Kind: ....   Ort, den ....

	Objekttr.	Reagzgl.		Objekttr.	Reagzgl.
Blutkörperchenaufschwemmung X + Serum A =			+ Anti-M-Serum		
„ X + Serum B =			+ Anti-N-Serum		
„ X + Serum 0 =					

Serum X + Testblutkörperchenaufschwmg. A_1 =
„   X +   „   B =
„   X +   „ A_2 =   Blutgruppe: ....

Mutter: ....   Ort, den ....

	Objekttr.	Reagzgl.		Objekttr.	Reagzgl.
Blutkörperchenaufschwemmung X + Serum A =			+ Anti-M-Serum		
„ X + Serum B =			+ Anti-N-Serum		
„ X + Serum 0 =					

Serum X + Testblutkörperchenaufschwmg. A_1 =
„   X +   „   B =
„   X +   „ A_2 =   Blutgruppe: ....

angebl. Vater: ....   Ort, den ....

	Objekttr.	Reagzgl.		Objekttr.	Reagzgl.
Blutkörperchenaufschwemmung X + Serum A =			+ Anti-M-Serum		
„ X + Serum B =			+ Anti-N Serum		
„ X + Serum 0 =					

Serum X + Testblutkörperchenaufschwmg. A_1 =
„   X +   „   B =
„   X +   „ A_2 =   Blutgruppe: ....

Untersuchungsprotokoll über die quantitative Agglutination und Absorption bei M und N.

Ort, den ....

I. Quantitative Agglutination.

Anti-M-Serum K. 0,1

+ Bltkp. 0,1

+ Testbltkp. N (Neg.Kontr.) ....

$^1/_1$	$^1/_2$	$^1/_4$	$^1/_8$	$^1/_{16}$	$^1/_{32}$	$^1/_{64}$	$^1/_{128}$	$^1/_{256}$	$^1/_{512}$
			4	5	6	7	8	9	10
1	2	3							

Anti-N-Serum K. 0,1

+ Bltkp. 0,1

+ Testbltkp. M (Neg.Kontr.) ....

$^1/_1$	$^1/_2$	$^1/_4$	$^1/_8$	$^1/_{16}$	$^1/_{32}$	$^1/_{64}$	$^1/_{128}$	$^1/_{256}$	$^1/_{512}$
			4	5	6	7	8	9	10
1	2	3							

II. Quantitative Absorption.
a) Austitrierung der Seren.

Anti-M-Serum K. 0,1

+ Testblt. M 0,1

+ Testbltkp. N (Neg.Kontr.) ....

$^1/_1$	$^1/_2$	$^1/_4$	$^1/_8$	$^1/_{16}$	$^1/_{32}$	$^1/_{64}$	$^1/_{128}$	$^1/_{256}$	$^1/_{512}$
			4	5	6	7	8	9	10
1	2	3							

Anti-N-Serum K. 0,1

+ Testblt. N 0,1

+ Testbltkp. M (Neg.Kontr.) ....

$^1/_1$	$^1/_2$	$^1/_4$	$^1/_8$	$^1/_{16}$	$^1/_{32}$	$^1/_{64}$	$^1/_{128}$	$^1/_{256}$	$^1/_{512}$
			4	5	6	7	8	9	10
1	2	3							

b) Absorption.

a) Anti-M-Serum K. 0,3
   Bltkpchen v. 0,2   absorbiert a) ....
b) Anti-N-Serum K. 0,3   b) ....
   Bltkpchen v. 0,2

c) Austritierung der Abgüsse.

Abg. a. 0,1

Testblt. M 0,1

$^1/_1$	$^1/_2$	$^1/_4$	$^1/_8$	$^1/_{16}$	$^1/_{32}$	$^1/_{64}$	$^1/_{128}$	$^1/_{256}$	$^1/_{512}$
1	2	3	4	5	6	7	8	9	10

Abg. b. 0,1

Testblt. N 0,1

$^1/_1$	$^1/_2$	$^1/_4$	$^1/_8$	$^1/_{16}$	$^1/_{32}$	$^1/_{64}$	$^1/_{128}$	$^1/_{256}$	$^1/_{512}$
1	2	3	4	5	6	7	8	9	10

Untersuchungsprotokoll
über die Bestimmung der Untergruppen.

I. Agglutination.

	Serum α_1	Serum α_2
+ Blk. A_1		
+ Blk. A_2		
+ Blk. 0		
+ Blk. X		

II. Serumhemmung.

Serum B	1	$^1/_2$	$^1/_4$	$^1/_8$	$^1/_{16}$	$^1/_{32}$	$^1/_{64}$	$^1/_{128}$
Blk. A_1								
Blk. A_2								
Blk. X								

III. Absorption.

a) Austitrierung des Serum B.

Serum B	1	$^1/_2$	$^1/_4$	$^1/_8$	$^1/_{16}$	$^1/_{32}$	$^1/_{64}$	$^1/_{128}$
Blk. A_1								

b) Absorption.

Ser. B absorbiert mit Blk. X

a) mit $^1/_1$ Vol.
b) „ $^1/_2$ „
c) „ $^1/_4$ „ absorbiert
d) „ $^1/_8$ „
e) „ $^1/_{16}$ „

c) Austitrierung der Abgüsse.

Abguß	1	$^1/_2$	$^1/_4$	$^1/_8$	$^1/_{16}$	$^1/_{32}$	$^1/_{64}$
Testblk. A_1 + Abguß a							
Testblk. A_1 + Abguß b							
Testblk. A_1 + Abguß c							
Testblk. A_1 + Abguß d							
Testblk. A_1 + Abguß e							

Da die Eigenschaften AB0 und MN völlig unabhängig voneinander sind, genügt der Ausschluß auf eines der beiden Systeme, wobei der Beweiswert derselbe ist, gleich ob der Ausschluß auf das AB0-System oder auf das MN-System oder auf beide Systeme erfolgt. Der Beklagte kann nicht der Vater des Kindes sein.“

Die Erfahrung lehrt, daß es vorteilhaft ist, das Gutachten vor der Unterschrift von einer dritten Person auf Schreibfehler prüfen zu lassen. Blutgruppengutachten für die Gerichte sollen nur von

Schema für ein Blutgruppengutachten.

Prof. Dr. ....   Ort, den............

Tgb. Nr. ....

Betr.: ....

Dem

.... in ....

gebe ich das gewünschte Blutgruppengutachten ab. Es wurde untersucht:

1. Mutter: ....
(Blutentnahme und Personalbestimmung siehe beiliegende Bescheinigung
der Blutentnahmestelle.)

Es wurde gefunden: .... und ....

2. Kind: ....
(Blutentnahme und Personalbestimmung siehe beiliegende Bescheinigung
der Blutentnahmestelle.)

Es wurde gefunden: .... und ....

3. Angebl. Vater: ....
(Blutentnahme und Personalbestimmung siehe beiliegende Bescheinigung
der Blutentnahmestelle.)

Es wurde gefunden: .... und ....

4. Zeuge ....
(Blutentnahme und Personalbestimmung siehe beiliegende Bescheinigung
der Blutentnahmestelle.)

Es wurde gefunden: .... und ....

Die Untersuchungstechnik entspricht den Richtlinien des RJM. Es
wurden benutzt verschiedene selbsthergestellte und jedesmal vorher geprüfte Seren bzw. Antiseren. *Gewähr* für die Richtigkeit der Blutfaktoren
und Untergruppen wird nur dort übernommen, wo *auch* die *Absorptionsuntersuchung* durchgeführt wurde. Dies geschah nur, der Kostenersparnis
halber, in den für das Gericht notwendigen Fällen. Wo erforderlich, wurde
auf ein schwaches N (N_2) durch besondere Methoden untersucht. Über die
Untersuchungsmethoden wie den Gang und das Ergebnis der Untersuchung
siehe beiliegende Protokolle. Die Blutgruppensysteme wurden von mir
selbst festgestellt, die verschiedenen Kontrolluntersuchungen erfolgten unter
meiner Aufsicht bzw. wurden von mir nachgeprüft.

Gutachten.

besonders bestimmten Sachverständigen erstattet werden. Vom
Reichsjustizministerium und Reichsinnenministerium sind in
einem besonderen Erlaß die Gutachter genannt, denen die Abgabe
von *Obergutachten* vorbehalten ist[1].

---

[1] KRUG, SCHÄFER, STOLZENBURG: Strafrechtliche Verwaltungsvor-
schriften. v. Deckers Verlag. G. Schenck, Berlin 1939.

b) Blutgruppen und Bluttransfusionen[1].

Durch die Entdeckung der Eigenschaften ABO ist die Blutübertragung von einem gesunden auf einen kranken Menschen
wesentlich ungefährlicher geworden, doch kommen ernste Zwischenfälle auch noch jetzt dabei vor. Wir können beim Patienten drei
verschiedene *Reaktionen* nach der Transfusion feststellen. Einmal
kann sich eine unspezifische *Proteinreaktion*, die mit Schüttelfrost,
Fieber, Erbrechen und Schwindelgefühl einhergeht, einstellen.
Manche sehen sie nicht als eine unerwünschte Störung, sondern
als eine erwünschte Gegenwirkung an. Dann kann es zur *Agglutination bzw. Hämolyse* kommen und schließlich kann ein *anaphylaktischer Shock* die Folge sein, wenn das Blut nicht reaktionslos
hingenommen wird. Für unsere Betrachtung kommt als ernste
Schädigung die Hämolyse und vielleicht der anaphylaktische
Shock in Betracht. Bei tödlichem Ausgang ist durch die Obduktion neben einer Blutzersetzung oder ohne solche selten eine
Agglutination in den Capillaren gefunden worden.

Nach einer Zusammenstellung konnten unter wenig mehr als
10000 Bluttransfusionen 22 Todesfälle festgestellt werden, von
denen 13 durch *falsche* Blutgruppenbestimmung verursacht worden
waren. Solche Fehler sind bei gewissenhafter Durchführung der
Untersuchungen zu vermeiden. Weitere Störungen treten auf,
wenn die Gruppe 0 als Universalspender angesehen und ihr Blut
wie das gleichsinniger Gruppen übertragen wird.

Über die *Verträglichkeit* des Blutes *ungleicher* Gruppen sind
einige Beobachtungen gemacht worden. Meist handelt es sich
darum, daß ein Blut A_2B als B bestimmt und daß so die falsche
Blutgruppe übertragen worden ist. Daß ein Patient A_2B auch
ein B-Blut ohne Schaden hinnehmen kann, ist erklärlich, weil
dieser kein Agglutinin gegen B wie auch gegen A im allgemeinen
besitzt. Dagegen wird man annehmen müssen, daß ein AB-Spender
für einen B-Empfänger nicht geeignet ist. Das wird in der Praxis
wiederholt bestätigt. Auf der anderen Seite sind aber einige Fälle
erwähnt, bei denen angeblich ein solches Blut gut vertragen
wurde, ferner ein Blut B von einem A-Empfänger, ein Blut A
von einem B-Patienten und ein B-Blut von einem Kranken 0.
Unter der Voraussetzung, daß die Blutgruppenangabe stimmt,
wird die Annahme eines sehr geringen Titers des Patientenserums
gegen die fremden Blutkörperchen als Erklärung dafür nicht aus-

---

[1] Aus einem Vortrag PIETRUSKY: Blutgruppen und Bluttransfusion.
Gehalten auf dem Internistenkongreß Wiesbaden 1940. Verhandlungsbericht. Hier ausführliche Schrifttumsangabe.

reichen. Vielleicht fehlen hier die Hämolysine oder sind nur sehr schwach ausgeprägt. Wahrscheinlich werden sie durch wiederholte Transfusionen zur Bildung gebracht. Dafür spricht, daß in den beiden letzten der erwähnten Fälle nach der zweiten Transfusion schwere klinische Erscheinungen auftraten.

Große Erfahrungen haben wir mit der Blutgruppe 0, die früher als *Generalspender* angesehen worden ist. Wenn ein solches Blut von fremden Gruppen auch häufig gut vertragen wird, so sind doch Zwischenfälle, insbesondere tödliche, so oft aufgetreten, daß die Gruppe 0 als Universalspender nicht mehr anerkannt werden kann. Die Blutkörperchen dieser Gruppe werden weder vom Agglutinin α noch β beeinflußt. Das Serum 0 bringt die Blutkörperchen aller anderen Gruppen zum Zusammenballen. Der Titer von α in diesem Serum liegt in etwa der Hälfte der Fälle um 1:32, der für β ist gewöhnlich eine Stufe niedriger. In ganz seltenen Fällen kann aber auch ein Titer bis über 1:2000 vorhanden sein. Bei der Frage der Verträglichkeit dürfte es zunächst auf die *Titerhöhe* ankommen. Wird ein solches Blut auf einen A-Patienten übertragen, etwa 400 ccm, und hat der ausgeblutete Patient noch etwa 4000 ccm Blut, dann wird das 0-Serum auf etwa 1:10 verdünnt, müßte also, wenn es den Titer 1:32 hat, noch die fremden Blutkörperchen agglutinieren. Es spielt hier aber nicht nur die Verdünnung eine Rolle, sondern auch die Temperatur und die *Hemmung* durch das Serum des Patienten. Der Titer des Serums 0 sinkt bei 37° um etwa eine Stufe gegen den Titer bei Zimmertemperatur. Ein Heruntergehen auf 1:1, wie es von anderer Seite gefunden worden ist, haben wir nicht feststellen können. Die im fremden Serum enthaltenen Hemmungsfaktoren bedingen eine weitere Senkung um fast ein Glas. Dadurch kann das Spenderserum so abgeschwächt werden, daß es mit den fremden Blutkörperchen nicht mehr agglutiniert. Da der Titer von Anti-B meist niedriger ist als der von Anti-A, wird man annehmen können, daß Zwischenfälle bei der Übertragung von 0 auf B verhältnismäßig seltener sind als bei der Transfusion von 0 auf A. Von wesentlicher Bedeutung sind aber auch die *Hämolysine*. Wie THOMSEN festgestellt hat, steigt ihre Wirkung mit der Temperatur, dagegen macht sich eine Verdünnung des Serums bei ihnen stärker geltend als bei den Agglutininen. Er fand auch, daß die Blutkörperchen A durch ein 0-Serum viel stärker hämolysiert werden als Blutkörperchen B. Weiter muß die *Zahl der Blutkörperchen* beachtet werden. Je geringer diese ist, um so weniger Agglutinine sind für ihre Zusammenballung erforderlich. Dadurch wird verständlich, daß Zwischenfälle bei Anämie mit einer geringen Erythrocytenzahl (unter 2 Millionen) besonders häufig beobachtet worden sind. Nach allem wird man annehmen können, daß ein 0-Spender mit einem Titer von nicht mehr als 1:16 gegen A und gegen B, theoretisch jedenfalls, bei normalen Verhältnissen keine Schädigungen bringen kann. Immerhin muß daran festgehalten werden, nur *Blut der gleichen Gruppe* zu übertragen und einen Spender 0 mit einem Titer von 1:16, der auch auf *Hämolysine zu prüfen* ist, nur dort zu verwenden, wo es sich um einen dringenden *Notfall* handelt und passendes Blut nicht vorhanden ist. Auch darf *nicht zu viel* Blut übertragen werden.

Selten sind die Beobachtungen über die *Unverträglichkeit* von Blut *gleicher* Gruppe, vorausgesetzt wird dabei, daß in den beschriebenen Fällen keine Fehlbestimmungen vorliegen. Über eine Hämolyse nach Übertragung von B-Blut auf einen B-Patienten habe ich in der Literatur nichts gefunden. Wo eine solche erwähnt wird, stellte sich später heraus, daß es sich um ein AB-Blut handelte. Bei den anderen Gruppen, 0 auf 0, AB auf AB, und A auf A, sind Zwischenfälle beobachtet worden. Vor allem bei der *Gruppe A* kommen sie, wenn an sich auch selten, doch verhältnismäßig häufig vor. Dabei werden wir aber leichte Störungen, die als Eiweißreaktion angesehen werden können, hier nicht zu berücksichtigen brauchen. Als *Ursache* für die Unverträglichkeit gleichen Blutes können die *Untergruppen*, die *Eigenschaften M und N* und *atypische Agglutinine* in Betracht kommen.

Seggel fand unter mehr als 2100 Transfusionen siebenmal Spätreaktionen mit Hämolyse bei Übertragung von A auf A (die Untergruppen sind nicht genannt). Da etwa 45% der Menschen in Deutschland zu dieser Gruppe gehören, wären bei der Transfusion gleichsinnigen A-Blutes in etwa 1% der Fälle Störungen zu erwarten. Andere sahen sie viel häufiger, allerdings Hämolyse auch nur selten. Es ist überhaupt auffallend, daß in manchen Anstalten unter vielen Hunderten oder mehreren Tausenden von Blutübertragungen niemals oder nur ganz vereinzelt Störungen beobachtet worden sind; in anderen etwa um die gleiche Zeit dagegen sehr viel öfter. Das könnte dafür sprechen, daß die genaue Beachtung der Technik sowohl bei der Übertragung wie bei der Blutgruppenbestimmung nicht immer die gleiche ist, wenn man davon absieht, daß manche die Proteinreaktion nicht als Transfusionsstörung ansehen, was andere wiederum tun. Jedenfalls dürfte die allgemeine Ansicht aber sein, daß bei A die häufigsten Zwischenfälle zu erwarten sind.

Das naheliegendste ist, dafür die *Untergruppen* anzuschuldigen. Die Untergruppe A_1 soll für A_2, und umgekehrt, nicht verträglich sein. Diese Ansicht ist aber sehr geteilt. Die einen glauben sie auf Grund ihrer Erfahrungen vertreten zu können, die anderen lehnen sie nach ihren Beobachtungen ab. BLINOV sah unter 21 gleichsinnigen Untergruppentransfusionen 5 Schädigungen und unter 11 ungleichsinnigen 9. Ein anderer verfügt über 87 einschlägige Beobachtungen und ist der Meinung, daß es sogar besser sei, die ungleiche Untergruppe zu transfundieren, weil Störungen vor allem bei gleichsinnigen aufgetreten waren. Wie schon oben gesagt, kommen bei A_1 und A_2, ebenso wie bei A_1B und A_2B irreguläre Agglutinine vor, die als α_1- gegen A_1-Blutkörperchen und als α_2- gegen A_2- (und 0-) Blutkörperchen gerichtet sind. Diese reagieren aber nur bei tiefer Temperatur bis etwa $+21°$ und nicht bei $37°$, werden also hier keine Rolle spielen. Falls aber diese irregulären Agglutinine von *irregulären Hämolysinen* begleitet sind, wäre eine Schädigung denkbar, wenn man berücksichtigt, daß deren Wirksamkeit mit höherer Temperatur zunimmt. THOMSEN hat eine Immunisierung von Menschen mit menschlichen Bluteigenschaften A und B nicht erzielen können, hat aber beobachtet, daß eine, wenn auch unspezifische, Steigerung des hämolytischen Vermögens in dem Serum des Behandelten bei unverändertem Agglutinintiter sich einstellt. Es ist auch möglich, daß durch wiederholte Transfusionen ungleicher Untergruppen die Bildung von Hämolysinen beim Patienten angeregt wird. Wahrscheinlicher aber ist es, daß bei der Kompliziertheit der Zusammensetzung der Gruppe A Faktoren mitsprechen, die bisher unbekannt sind. Bei den wenigen und noch dazu sich widersprechenden Beobachtungen ist ein abschließendes Urteil darüber, ob die Untergruppen für Zwischenfälle verantwortlich zu machen sind, noch nicht möglich. Wenn überhaupt, dann dürften wohl in erster Linie die Blute dafür in Betracht kommen, die *irreguläre Agglutinine* besitzen. Diese sind selten. Nach unseren Untersuchungen ist nur in etwa 1,5% der Gruppe A_1 ein irreguläres α_2 und in etwa 6% der Gruppe A_2 ein irreguläres α_1 vorhanden. Die meisten von ihnen sind auch sehr schwach ausgeprägt und wirken nur bei tiefer Temperatur, im Gegensatz zu den anderen, die bei Zimmertemperatur eine starke Agglutination zeigen. Bei A_1B fanden wir in 4% der Fälle ein α_2 und bei A_2B in 25% ein α_1. Bei der Ungeklärtheit der Verhältnisse dürfte es sich empfehlen, den *Spender bei wiederholter Transfusion zu wechseln*; wenn nämlich diese irregulären Agglutinine eine Rolle spielen sollten, ist die Wahrscheinlichkeit, einen Spender zu finden, der sie nicht besitzt, eine recht große.

Im übrigen ist eine andere Erklärung für die verhältnismäßig häufig beobachtete Unverträglichkeit bei Übertragung von A auf A möglich. Durch wiederholte Transfusionen wird manchmal die Bildung von Hämolysinen angeregt bzw. ihr Titer erhöht. Da Blutkörperchen der Gruppe A leichter als die der Gruppe B und 0 hämolysiert werden, können verhältnismäßig schwache Hämolysine sie zur Auflösung bringen, im Gegensatz zu B und 0. Das könnte eine Erklärung für den Vorschlag sein, wegen der Störungen bei der Transfusion von A zu A lieber einen Spender 0 zu nehmen, wie eine Deutung sein für die obenerwähnten, sich kraß widersprechenden Versuchsergebnisse.

Ähnlich wie bei den Untergruppen liegen die Verhältnisse bei den *Bluteigenschaften M und N.* Hier haben wir im allgemeinen im menschlichen Serum nur äußerst selten Isoagglutinine Anti-M und Anti-N, wie oben gesagt worden ist. Die Frage, ob es bei gleicher Gruppe des AB0-Systems zu Zwischenfällen kommen kann, wenn der Spender M und der Patient N, oder umgekehrt, haben, wird mehrfach erörtert. Nach häufiger Transfusion gleicher Gruppe des AB0-Systems, jedoch ungleichsinniger des MN-Systems, tritt manchmal eine deutliche Unverträglichkeitsreaktion, selten eine Hämolyse auf. Systematische Untersuchungen sind von MARTINET darüber angestellt worden. In 8 Fällen wurde bis 12mal Blut transfundiert, und zwar M auf N, und umgekehrt, bei sonst gleicher Gruppe. Bei 2 Personen trat nach der 7. bzw. 8. Übertragung eine deutliche Reaktion bis zur Hämolyse auf, auch wenn Blut anderer Spender, doch mit dem gleichen M bzw. N, genommen wurde. Bei dem einen, der N hatte und mit M behandelt worden war, wurde ein Versuch mit N-Blut gemacht, das ohne Reaktion vertragen wurde. Bemerkenswert ist es, daß in diesen beiden Fällen, die sonst zu A und 0 gehörten, mehrere Monate bzw. 2 Jahre vorher eine Transfusion mit Blut derselben Gruppe MN wie bei dem Versuch gemacht worden war. Bei den anderen Personen traten klinische Erscheinungen nicht auf, doch war in vitro eine Beschleunigung der Hämolyse zu beobachten. 2 Fälle konnten aus äußeren Gründen nicht weiter untersucht werden. Diese Versuche haben verhältnismäßig selten zu klinischen Störungen geführt, und nur dort, wo durch eine längere Zeit zurückliegende Transfusion mit derselben ungleichen M- oder N-Gruppe vielleicht der Boden für die Sensibilisierung vorbereitet war. Es wäre möglich, auch eine Disposition anzunehmen derart, daß bei diesen Patienten ein Isoagglutinin Anti-M bzw. Anti-N ausgepägter vorhanden war, ähnlich wie bei α_1 und α_2. In der Praxis dürfte den Faktoren M und N ebenso wie P, Q, E usw. bei der Blutübertragung nach unseren heutigen Kenntnissen *keine große Bedeutung* zukommen. Doch wird es sich auch hier empfehlen,

bei wiederholter Transfusion den *Spender zu wechseln.* Da
50% der Menschen MN haben, 30% M und 20% N, ist die Aussicht, ein passendes Blut zu erhalten, eine sehr große. Eine Bestimmung der Faktorenzugehörigkeit zu fordern, würde schon
an der Schwierigkeit der Untersuchung scheitern.

Ob Zwischenfälle *anaphylaktischer Art* vor allem auch nach
wiederholter Transfusion von demselben Spender auf die menschlichen Eiweißeigenschaften zurückzuführen sind, erscheint zweifelhaft. Es können dabei Abbauprodukte von Bakterien bei übersehener Krankheit o. ä. des Spenders eine Rolle spielen oder es
kann eine Intoleranz des Empfängers aus anderen Gründen, z. B.
eine voraufgegangene Behandlung mit Diphtherieserum vorliegen.
Eine schwere Urticaria wurde beobachtet bei einer Patientin,
die längere Zeit einer fleischlosen Diät unterworfen war, nach
einer Transfusion von Blut eines Spenders, der soeben eine Fleischmahlzeit eingenommen hatte. Eine spätere Übertragung von dem
gleichen Spender nüchtern führte zu keiner Reaktion. In zwei
anderen Fällen waren die Patienten und die Spender früher wegen
Diphtherie und Typhus mit Serum behandelt worden bzw. hatten
Antitetanustoxin erhalten. Auch hier trat eine sehr intensive
Urticaria auf, während Blut anderer Spender gleicher Gruppe
vertragen wurde. Ähnliche Reaktionen hatte die Blutübertragung
von einer Frau, die menstruierte, bei dem Patienten zur Folge.

Eine Ursache der Zwischenfälle ist die *Bildung atypischer
Agglutinine.* Auf die bei einigen Krankheiten, insbesondere
solchen, die mit chronischer Eiterung einhergehen, beobachtete
allgemeine Agglutination von Blutkörperchen und Serum ist oben
hingewiesen worden. Dabei handelt es sich um Kälteagglutinine.
Nach einer anderen Meinung sollen während der Krankheit Autolipoidantikörper im Serum entstehen, die mit den Lipoiden der
Blutkörperchen reagieren, schließlich wird auch eine Änderung in
der Zusammensetzung des Serums als Ursache angesehen. Bei
der Übertragung übereinstimmenden Blutes wurden in solchen
Fällen Störungen *nicht* beobachtet. Bei einer Transfusion 0 auf
0 bildete sich im Patientenserum ein abnormes Agglutinin, das
viele Blute aus verschiedenen Gruppen manchmal stärker als das
Blut des Spenders zusammenballte. Vor der Transfusion agglutinierte das Serum des Patienten nicht die Blutkörperchen des
Spenders, besaß aber schon ein schwach wirkendes atypisches
Agglutinin, das durch die Blutübertragung verstärkt wurde. Ähnlich war es in zwei anderen Fällen. Bei einer Patientin A_1 trat
schon nach der ersten Transfusion von A_1-Blut eine Hämolyse
auf. Es konnte ein Agglutinin gefunden werden, das gegen zahl-

reiche A- und 0-Blute gerichtet war und sich dadurch auszeichnete, daß es im Gegensatz zu den bisherigen Beobachtungen bei echter Agglutination bei 37° am stärksten und schwächer bei sinkender Temperatur wirkte. Bei septischen Erkrankungen, wie im letzten Falle, sind öfter ähnliche Beobachtungen gemacht worden. Bei einer Patientin mit allgemeinen toxischen Erscheinungen hatte sich im Serum ein Agglutinin gebildet, das etwa 20% der Blutkörperchen der gleichen Gruppe zusammenballte (S. 4).

Eine solche Bildung atypischer Agglutinine dürfte nur verhältnismäßig sehr selten auftreten, selbst wenn man annimmt, daß eine eingehende Untersuchung mancher in der Literatur erwähnter Fälle sie noch öfter gezeigt hätte. Sehr wahrscheinlich kommt hier der *Krankheit* des Patienten Bedeutung zu. Jedenfalls verschwinden die Agglutinine allmählich mit dem Abklingen der Erkrankung nach mehreren Monaten. Es dürfte sich empfehlen, in solchen Fällen eine besonders eingehende Prüfung des Patientenserums mit den Blutkörperchen des Spenders der *gleichen* Gruppe *auf Hämolyse* vor *jeder* Übertragung vorzunehmen (S. 46).

Für die an sich nicht häufigen ernsten Zwischenfälle nach Transfusionen gleicher Gruppe sind nicht nur die Bluteigenschaften verantwortlich zu machen, der Technik der Übertragung wie der Art der Erkrankung kommt sicher nicht weniger Bedeutung zu.

c) Blutgruppeneigenschaften und Krankheiten.

Zahlreiche Untersuchungen sind vorgenommen worden, um Beziehungen zwischen Krankheiten sowie krimineller Veranlagung und Blutgruppenzugehörigkeit zu entdecken. Die Schlüsse, die mancher im positiven Sinne glaubt ziehen zu müssen, kranken alle an der viel zu geringen Zahl der Beobachtungen. Sie halten der Nachprüfung nicht stand. Bisher sind solche Beziehungen *nicht* erwiesen. Mehr Erfolg ist vielleicht zu erwarten durch Untersuchungen, die das Auftreten von Erbkrankheiten in einer Sippe in Verbindung mit den Gruppeneigenschaften festzustellen suchen. Eine Veränderung der Blutgruppe kommt durch Krankheit nicht vor, dagegen sind Schwankungen in der Höhe des Agglutinintiters häufig beobachtet worden, die sich nach der Stärke der Abwehrkräfte bei einer Infektionskrankheit richten sollen. Jedoch ist auch nach Geburten, Operationen und Narkose öfter ein Ansteigen gesehen worden. Zwischen der Blutsenkungsgeschwindigkeit und den in sehr seltenen Fällen auftretenden atypischen Agglutininen im Patientenserum haben wir keine Beziehungen gefunden.

d) Die Bedeutung der Blutgruppeneigenschaften in der Kriminalistik.

Auf die Bedeutung der Blutgruppen in Fragen der Abstammung und damit im Zivilrecht ist oben hingewiesen worden. Nicht weniger Beachtung verdienen sie im Strafrecht.

Hat in einem Alimentationsprozeß die Kindesmutter unter dem Eid bekundet, in der Empfängniszeit nur mit dem einen Manne, dem Beklagten, Geschlechtsverkehr gehabt zu haben, und wird dessen Vaterschaft an dem Kind auf Grund der Blutgruppenuntersuchungen ausgeschlossen, dann wird gegen die Kindesmutter ein Verfahren wegen *Meineides* eingeleitet. Zur Verurteilung genügt allein das Ergebnis der Blutgruppenuntersuchung. Wir hatten einen solchen Fall zu begutachten, in dem die Kindesmutter während der Verhandlung und auch vorher den besten Eindruck, insbesondere auch bezüglich ihrer Glaubwürdigkeit, machte und kein anderer Beweis als das Gutachten gegen ihre Beteuerungen, nur mit dem einen Manne verkehrt zu haben, stand. Trotzdem wurde sie verurteilt. Nach 8 Tagen im Zuchthaus gestand sie, die Unwahrheit gesagt zu haben. Eine andere Frau gab nach monatelanger Untersuchungshaft 2 Tage vor der Verhandlung ihr Lügen auf. Wieder andere gestehen im Verlauf der Strafe, manche aber auch bald nach Kenntnis des Gutachtens. Es kommt natürlich nur sehr selten einmal vor, daß für die Schuld der Angeklagten allein das Blutgruppengutachten spricht, wie im oben erwähnten Falle.

Das für das Meineidsverfahren Gesagte gilt entsprechend auch für ein Strafverfahren wegen *Ehebruchs.*

Durch die Blutgruppenuntersuchungen lassen sich unter Umständen die Angaben von Frauen, durch einen *gewaltsamen Beischlaf* geschwängert worden zu sein, nachprüfen und als unwahr erkennen. Auch zur Aufdeckung einer *Kindesunterschiebung* sind sie geeignet. Eine Frau gab an, von einem Manne, mit dem sie jahrelang ein Verhältnis hatte, und von dem sie verlassen worden war, geschwängert worden zu sein. Das Kind klagte gegen diesen auf Unterhalt. Der Mann lehnte es mit verschiedenen Begründungen ab, die Vaterschaft anzuerkennen. Die Blutgruppenuntersuchung ergab bei der Mutter die Eigenschaft M, bei dem Kinde die Eigenschaft N, beim Manne ebenfalls die Eigenschaft M. Da mit Bestimmtheit ein schwaches N auszuschließen war, konnte das Kind nicht von dem angeblichen Vater gezeugt sein, es konnte aber auch nicht von der fraglichen „Mutter" stammen. Es stellte sich heraus, daß die Frau überhaupt nicht geboren hatte, sondern ein fremdes Kind sich verschafft und vor Gericht als eigenes ausgegeben hatte.

In einem anderen von uns bearbeiteten Falle lag eine *fahrlässige Kindesverwechselung* und zwar in der Gebäranstalt vor. Die eine Mutter hatte schon immer den Verdacht, daß das ihr übergebene Kind nicht ihr eigenes wäre. Sie ließ sich auch von dieser Meinung im Laufe der Jahre nicht abbringen. Nach etwa 11 Jahren wurde von uns ein Gutachten eingeholt und gleichzeitig die Frage gestellt, ob vielleicht eine Verwechselung dieses Kindes mit dem einer anderen Frau, die am gleichen Tage in der betreffenden Anstalt geboren hatte, vorliegen könne. Wir stellten mit Hilfe der Blutgruppen fest, daß das Kind wohl von der Mutter, jedoch nicht von deren Ehemann stammen konnte. Wenn aber eine Vertauschung dieses Kindes mit dem anderen unterstellt wurde, dann paßte die Gruppe für beide Familien. Die sehr eingehend durchgeführten Ähnlichkeitsuntersuchungen der beiden Familien ergaben sehr zahlreiche und auffallende Übereinstimmungen zwischen den Eheleuten und dem Kind der anderen Eltern, und umgekehrt. Wir mußten deshalb nach allem zu dem Schluß kommen, daß eine Vertauschung der beiden Kinder mit größter Wahrscheinlichkeit anzunehmen ist.

Die Blutgruppeneigenschaften können meist, wenn nicht zu spät untersucht wird, auch in eingetrocknetem Blut ermittelt werden. Es ist ja bekannt, daß z. B. bei einem *Morde* der der Tat Verdächtigte behauptet, die in seiner Kleidung gefundenen Blutflecken stammen von Tieren oder aber von ihm selbst aus irgendeiner früheren Verletzung. Die Untersuchung auf Tier- und Menschenblut ist einfach. Aber auch die andere Behauptung kann gegebenenfalls widerlegt werden durch Bestimmung der Blutgruppe des Betreffenden und der Blutgruppe der Blutflecken. Immer wird von uns bei der Obduktion einer Leiche, bei der der Verdacht eines gewaltsamen Todes durch Dritte besteht, und bei der vermutet werden kann, daß der Täter mit dem Blute des Opfers in Berührung kam, die Blutgruppe festgestellt. Stimmen in einem solchen Falle die Gruppen der Blutflecke an der Kleidung des Verdächtigten mit den des Opfers, aber nicht mit den des Betreffenden überein, dann kann das ein wichtiges Indiz sein. Selbstverständlich aber ist es kein Beweis, weil die Blutflecken natürlich von jedem Menschen, der die betreffende Gruppe hat, herrühren können (S. 47).

Auch in den Ausscheidungen, wie im Speichel, Sperma, in der Milch, dem Harn, können die Blutgruppeneigenschaften sich finden, jedoch nicht bei allen Menschen, sondern nur bei den sog. „Ausscheidern". Dabei ist zu beachten, daß die Stärke der Blutgruppensubstanz in den Ausscheidungen wechselt. Im Laufe von Monaten betätigte sich ein Mann dadurch, daß er im Gedränge, vor allem in der Kirche, seinen Penis herauszog und sein Sperma auf die Kleider der vor ihm stehenden Frau spritzte. Wir fanden in den *Samenflecken* all dieser Fälle die Blutgruppeneigenschaft A. Nach längerer Zeit wurde ein Mann festgenommen, der im Verdacht der Täterschaft stand. Wir fanden bei ihm die Zugehörigkeit zur Gruppe B. Damit schied er mit Sicherheit als Täter aus. Später wurde ein anderer gefaßt, der die Gruppe A hatte. Er legte, als er das Ergebnis der Untersuchung erfuhr, ein Geständnis ab.

Wir hatten eine Frau zu obduzieren, die offenbar einem *Lustmord* zum Opfer gefallen war. In der Scheide fand man Sperma, das zur Gruppe A gehörte. Der Ehemann hatte, wie die Untersuchung ergab, ebenso wie die Ermordete, die Gruppe 0. Ein der Tat Verdächtiger gehörte zur Gruppe A. Er gab nach längerem Leugnen zu, die Frau in der Wut darüber, daß sie ihm ein Almosen abschlug, also im Affekt, getötet zu haben. Erst nach Kenntnis des Ergebnisses unserer Untersuchungen gestand er den wahren Sachverhalt und die Vergewaltigung ein (S. 54).

Auch im *Speichel* kann die Blutgruppe bestimmte wichtige Hinweise geben. Eine anonyme, mit Schreibmaschine geschriebene Postkarte wurde von uns untersucht[1], ohne zu einem zwingenden Schluß in bezug auf den Absender zu kommen. Es wurde nun versucht, in der minimalen Menge Speichel, der sich hinter der Briefmarke gegebenen Falles findet, die Blutgruppe zu bestimmen. Das gelang, auch in Versuchen an Briefmarken, die $1/_2$ Jahr zuvor aufgeklebt waren. Da man im allgemeinen annehmen kann, daß ein anonymer Briefschreiber die Briefmarke selbst aufklebt, kann man unter Umständen bei ungleicher Blutgruppe an der Marke und beim Verdächtigten diesen als Absender ausschließen, wenn er Ausscheider ist. Dabei wird natürlich unterstellt werden müssen, daß nicht ein anderer die Marke mit Speichel befeuchtet hat.

Mit all diesen Untersuchungen können wir, wenn die Blutgruppe 0 vorliegt, nicht viel anfangen, weil bei dieser Gruppe der Rezeptor A und B fehlt und die Absorption negativ ausfällt. Ein solcher negativer Ausfall ist aber auch dort vorhanden, wo die betreffende Person „Nichtausscheider" ist, also die Blutgruppeneigenschaft nicht im Speichel usw. hat. Ebenso liegt er da vor, wo z. B. die

---

[1] KÜNKELE: Verh.-Ber. I. Intern. Kongr. f. gerichtl. Med. SCHEUR. Bonn 1938.

Marke nicht mit Speichel, sondern mit Wasser befeuchtet wird. Es können aber auch durch längeres Liegen die Blutgruppenstoffe zum Schwinden gebracht werden (S. 51).

e) Blutgruppen und Rassenkunde.

Massenbestimmungen von Blutgruppen in den verschiedenen Völkern haben zu beachtlichen Ergebnissen geführt, die aber nicht zu irgendwelchen Schlüssen auf Rassenverwandtschaft berechtigen. In Deutschland ist in der Gesamtbevölkerung durchschnittlich die Gruppe 0 zu 38%, die Gruppe A zu 44%, die Gruppe B zu 13% und die Gruppe AB zu 5% vorhanden. Doch schon nach den einzelnen Landesteilen ändern sich die Zahlen[1].

Sie sind für Norddeutschland dem Durchschnitt entsprechend;

für Westdeutschland: 0 = 41%, A = 46%, B = 9%, AB = 4%
,, Süddeutschland: 0 = 39%, A = 44%, B = 12%, AB = 5%
,, Ostdeutschland: 0 = 35%, A = 42%, B = 16%, AB = 7%
,, Mitteldeutschland: 0 = 38%, A = 42%, B = 14%, AB = 6%

Danach tritt die Gruppe A in Deutschland am häufigsten auf. Nach Norden zu ist sie noch stärker; in Skandinavien bis 47%.

Bei der Gruppe B ist ein Ansteigen der Zahlen nach Osten zu schon in Deutschland deutlich festzustellen. Sie ist noch häufiger in Polen mit 21%, in Rußland mit 23% und in Südostasien bis 40% unter der Bevölkerung vorhanden. Bei den Indianern trifft man sie sehr selten, die meisten haben 0.

Einsprengungen von Volksteilen in fremde Völker sind unter Umständen schon durch die Gruppenverteilung kenntlich. So sind die Verhältnisse der Blutgruppenzahlen von den deutschen Siedlern zu den Tataren in der Krim folgende: 0 = 45% zu 21%, für A = 46% zu 43%, für B = 5% zu 25%, für AB = 4% zu 11%.

Für die deutschen Siedler im Ungarn ergeben sich die Zahlen: für 0 = 38% zu 31%, für A = 46% zu 39%, für B = 12% zu 20%, für AB = 4% zu 10%.

Aus der Verteilung der Blutgruppen unter diesen Volksdeutschen sind gewisse Schlüsse auf ihre Heimat zu ziehen.

Die Eigenschaften MN verteilen sich nach unseren heutigen Kenntnissen so, daß in Deutschland wie auch in anderen Ländern 30% zu M, 20% zu N, 50% zu MN gehören. Große Abweichungen

---

[1] KERKHOFF: Blutgruppenuntersuchung in einem Eifeldorf, zugleich ein Beitrag zur Verteilung der Blutgruppeneigenschaften in der Bevölkerung. Diss. Bonn 1940.

von diesen Zahlen sind bisher nur bei den Indianern festgestellt worden, von denen 60% zu M und nur 5% zu N gehören. Doch liegen hier nur wenige Beobachtungen vor. Von den Untergruppen kommen in Deutschland 80% der A-Menschen zu A_1 und 20% zu A_2. Die Gruppe A_3 tritt unter mehreren tausend Beobachtungen nur einmal auf.

Die Menschenaffen haben dieselben Eigenschaften des AB0-Systems wie die Menschen. Auch sind MN ähnliche Faktoren bei ihnen gefunden worden. Bei den Schimpansen und Gorillas hat man den Faktor B noch nicht feststellen können, jedoch war er bei einer viel geringeren Zahl von Orang-Utans häufig zu ermitteln. Auf den großen Sundainseln, der Heimat der Orang-Urans, ist die Eigenschaft B beim Menschen am häufigsten vertreten.

Richtlinien
für die Ausführung der Blutgruppenuntersuchung und Einführung einer staatlichen Prüfung für die dabei Verwendung findenden Testseren.

RdErl. d. RuPrMdI. u. d. RJM. vom 26. 5. 1937 — IV B 12296/37/4396 u. IVb 4042.

Im Hinblick auf die schwerwiegende Bedeutung, die den durch die Blutgruppenbestimmung zu erhebenden Befunden in Zivil- und Strafsachen in immer steigendem Maße zukommt, sind zur Sicherung der ordnungsmäßigen Ausführung der Bestimmung der Blutgruppen 0, A, B und AB und der Blutkörperchenmerkmale M und N Richtlinien (Anl. A) und über die staatliche Prüfung der bei der Bestimmung der Blutgruppen 0, A, B und AB und der Blutkörperchenmerkmale M und N zur Anwendung kommenden Testseren nachstehende Vorschriften (Anl. B) aufgestellt worden. Zur Frage der Einhaltung dieser Vorschriften bei der Erstattung der einschlägigen Gutachten ergeht besondere Weisung.

An die Landesregierungen, den Reichskommissar für das Saarland (für Preußen: Reg.-Präs., Pol.-Präs. in Berlin, Stadtpräs. d. Reichshauptstadt Berlin), die staatl. Medizinaluntersuchungsämter sowie die mit deren Aufgaben beauftragten Institute, das Institut für experimentelle Therapie in Frankfurt a. M. — Nachrichtlich den staatl. und kommunal. Gesundheitsämtern. — RMBliV. S. 887.

Anlage A. Richtlinien für die Ausführung der Bestimmung der Blutgruppen 0, A, B und AB und der Blutkörperchenmerkmale M und N.

(1) Während für die Vornahme von Bluttransfusionen nur die Bestimmung der Blutgruppen (0, A, B und AB) der zu untersuchenden Personen in Frage kommt, sind bei Untersuchungen für gerichtliche Zwecke grundsätzlich auch die Blutkörperchenmerkmale M und N zu berücksichtigen. Die Ausführung von Untersuchungen auf das Vorhandensein oder Fehlen anderer Merkmale, z. B. der Untergruppen A 1 und A 2 muß dem ausführenden Untersucher überlassen bleiben. In solchen Fällen von Abstammungsuntersuchungen, in denen bei einem der Beteiligten die

Gruppe AB oder A festgestellt wird und ein Ausschluß auf Grund des Vorhandenseins der Gruppe 0 erfolgen würde, ist die Bestimmung der Untergruppen A 1 und A 2 erwünscht.

(2) Wegen der schwerwiegenden Bedeutung der durch die Blutgruppenbestimmung zu erhebenden Befunde liegt eine allgemeine dringende Notwendigkeit vor, daß die Blutgruppenbestimmungen nur von solchen Ärzten ausgeführt werden, die auf dem Gebiet der serologischen Untersuchungsmethoden und im besonderen in der Ausführung der Blutgruppenbestimmung die entsprechende Vorbildung und ausreichende Erfahrung besitzen und über gut ausgestattete Laboratorien mit genügendem Vergleichsmaterial verfügen. Insbesondere muß verlangt werden, daß die betreffenden Untersucher imstande sind, die zum Nachweis der Blutgruppenmerkmale erforderlichen Testseren gegebenenfalls selbst herzustellen und auf ihre Brauchbarkeit zu prüfen.

(3) Die nachstehenden Richtlinien enthalten auf experimenteller Grundlage beruhende und durch Erfahrung bewährte Anweisungen für die Ausführung der Blutgruppenbestimmung.

Sie sollen kein starres Schema bilden, sondern den Untersuchern zur Beachtung der für öffentliche und amtliche Untersuchungen in Betracht kommenden Methodik an die Hand gegeben werden. Dies gilt insbesondere auch dahin, daß der Untersucher bei der Verwendung der im Handel befindlichen staatlich geprüften Testseren verpflichtet ist, sich vor jeder Blutgruppenbestimmung durch eigene vorherige Prüfung dieser Seren von ihrer Brauchbarkeit zu vergewissern.

(4) Bei dem biologischen Charakter dieser Methode soll im übrigen der Erfahrung und dem Ermessen des Untersuchers ein gewisser Spielraum gelassen werden. Wenn daher die nachstehend beschriebene Methodik als Mindestforderung für öffentliche und amtliche Untersuchungen betrachtet werden muß, so soll damit nicht ausgeschlossen werden, daß neben ihr bzw. zu ihrer Ergänzung noch andere bewährte Verfahren, z. B. die sog. *Capillarmethode* angewandt werden können. Für alle derartigen, auch zusätzlich ausgeführten besonderen Verfahren bleibt aber die grundsätzliche Verantwortung dem ausführenden Untersucher überlassen.

I. Bestimmung der Blutgruppen 0 (Anti-A, Anti-B), A (Anti-B), B (Anti-A) und AB (0).

1. (1) Bei der Ermittlung der Blutgruppenzugehörigkeit von Personen darf sich die Prüfung nicht nur auf die Feststellung des Verhaltens ihrer roten Blutkörperchen gegenüber geeigneten Testseren beschränken, sondern es muß grundsätzlich auch in jedem Falle das Blutserum der zu untersuchenden Personen auf seinen Gehalt an gruppenspezifischen Agglutininen mit Hilfe frisch hergestellter Aufschwemmungen von Blutkörperchen der verschiedenen Gruppen geprüft werden. Besteht zwischen den Ergebnissen der beiden Untersuchungen dieses Kreuzversuches keine Übereinstimmung, so ist die Unstimmigkeit unter Umständen unter Verwendung neuer Testseren bzw. auch neuer Blutkörperchenaufschwemmungen aufzuklären.

(2) Zu berücksichtigen ist, daß die körpereigenen Agglutinine zumeist erst im Laufe des ersten Lebensjahres auftreten, und daß insbesondere Nabelschnur- und Retroplacentarblutserum zur Untersuchung ungeeignet sind.

2. (1) Zur Ermittlung der Gruppenmerkmale roter Blutkörperchen sind stets mehrere (mindestens 2 von verschiedenen Personen stammende) agglutinierende Testseren der Gruppe A (Anti-B) und der Gruppe B (Anti-A), darunter *wenigstens* je ein staatlich geprüftes Testserum zu verwenden. Ein Testserum der Gruppe B (Anti-A) kann dabei durch ein geeignetes

Kaninchenimmunserum ersetzt werden. Da die Testseren unter Umständen eine Abschwächung ihres Agglutiningehaltes erfahren können, ist es zweckmäßig, bei allen Untersuchungen auch möglichst frisch gewonnene Seren von genügend hohem Agglutiningehalt geeigneter Personen bekannter Blutgruppenzugehörigkeit mit heranzuziehen. Zweckmäßig ist fernerhin, besonders bei Vorliegen der Gruppe AB, daneben die Benutzung je eines Serums der Gruppen 0 und AB; letzteres dient als Kontrolle zur Ausschaltung einer Pseudoagglutination.

(2) Die Gewinnung geeigneter Testseren und geeigneter Testblutkörperchen soll nur durch serologische Laboratorien erfolgen, in denen fortlaufend die verschiedenartigen Blutkörperchen und Seren geprüft werden. Werden zu dem besonderen Zweck der Blutgruppenbestimmung Testseren gewonnen, so muß die Blutentnahme vorgenommen werden, bevor der Spender eine Mahlzeit eingenommen hat. Das durch Venenpunktion entnommene Blut ist nach Gewinnung in den Eisschrank zu stellen und dort über Nacht aufzubewahren. Um das Auftreten von hämolytischen Prozessen auszuschalten, wird das abgehobene und zentrifugierte Serum $^1/_2$ Stunde bei 56° inaktiviert.

(3) Die Testseren sind steril in kleinen Mengen in Ampullen oder Capillaren einzufüllen und bei kühler Temperatur (Eisschrank) aufzubewahren. Ein Zusatz geeigneter keimwidriger Stoffe ist gestattet, wenn dieselben nachweislich die Agglutinationsreaktion nicht stören und keine Hämolyse hervorrufen.

(4) Die Ermittlung des Agglutiningehaltes der Testseren geschieht in der in den „Vorschriften über die staatliche Prüfung der bei der Blutgruppenbestimmung zur Anwendung kommenden Testseren“, Anlage 3, Abs. 3 angegebenen Weise.

3. Die Ermittlung der Blutgruppenzugehörigkeit einer Person hat in allen Fällen von entscheidender Bedeutung mittels der Röhrchen-Brutschrankmethode oder der Röhrchen-Zentrifugiermethode und der Objektträgermethode und nur bei Materialmangel mit nur einer der genannten Methoden zu erfolgen.

4. (1) Die für die Blutgruppenbestimmung benutzten Blutkörperchen sind bei allen drei Verfahren nur in 0,9proz. Kochsalzlösung aufzuschwemmen. Für die beiden Röhrchenmethoden empfiehlt sich eine 1proz. Aufschwemmung, für die Objektträgermethode eine 3proz. Aufschwemmung der roten Blutkörperchen (auf Vollblut berechnet). Die Blutkörperchenaufschwemmungen sollen möglichst nur einen Tag alt sein.

(2) Zur Blutgruppenbestimmung ist das Blut in trocken sterilisierten Gefäßen, am besten Venülen oder Capillaren ohne jeden Zusatz von Konservierungsmitteln aufzufangen. In der Untersuchungsstelle wird dann aus dem Blutkuchen eine entsprechende Blutkörperchenaufschwemmung mit 0,9proz. Kochsalzlösung hergestellt. Die Blutkörperchenaufschwemmungen können durch großporige Papierfilter filtriert werden. Wenn ausnahmsweise die Untersuchungen nicht sofort abgeschlossen werden können und eine spätere Wiederholung beabsichtigt ist, so sind jeweils nur soviel Blutkörperchen zu einer Aufschwemmung zu verarbeiten, wie zu der beabsichtigten Untersuchung sofort benötigt werden. Der Rest der Blutkörperchen bleibt in dem unbehandelten Blutkuchen im Eisschrank.

5. Die Gruppeneigenschaften des Blutes werden unter Benutzung der in Ziff. 2 angegebenen Testseren sowie unter Verwendung von Aufschwemmungen bekannter roter Blutkörperchen der Gruppen A und B, gegebenenfalls auch 0 festgestellt.

6. (1) Bei der Röhrchenbrutschrankmethode und der Röhrchenzentrifugiermethode werden die Versuche zweckmäßig in kleinen Agglutinationsröhrchen (Gläschen von etwa 80 mm Länge und 8—9 mm lichter Weite) ausgeführt. In der Regel werden dabei je 0,2 ccm Blutserum mit je 0,2 ccm etwa 1 proz. Blutkörperchenaufschwemmung gemischt.

(2) Bei der Verwendung von Kaninchenimmunserum als Testserum (Anti-A) ist eine vom Hersteller ermittelte und durch die staatliche Prüfungsstelle bestätigte Verdünnung (Gebrauchstiter) zu verwenden.

(3) Für die Untersuchung, z. B. von 2 Blutproben (X und Y) ergibt sich daher bei Verwendung einer der Röhrchenmethoden unter Heranziehung von einem Testserum der Gruppe 0 (Anti-A und Anti-B), einem Testserum der Gruppe AB (0) und je 2 Testseren A (Anti-B) und B (Anti-A) sowie Verwendung von bekannten Blutkörperchen der Gruppen 0, A und B die aus der folgenden Übersicht erkenntliche Versuchsanordnung:

Je 0,2 ccm Blutkörperchenaufschwemmung von	Je 0,2 ccm Serum			
	Testserum 0 (Anti-A) (Anti-B)	Testserum AB (0)	I. Testserum A (Anti-B)	II. Testserum A (Anti-B)
Gruppe 0				
Gruppe A				
Gruppe B				
X				
Y				

Je 0,2 ccm Serum				
I. Testserum B (Anti-A)	II. Testserum B (Anti-A)	Serum X	Serum Y	0,2 ccm 0,9proz. Kochsalzlösung

Die letzte senkrechte Kolonne, in der das Serum durch 0,9 proz. Kochsalzlösung ersetzt ist, dient zur Feststellung einer etwaigen Spontanagglutination der roten Blutkörperchen.

7. Bei der Röhrchenbrutschrankmethode werden die Versuchsröhrchen nach gründlichem Mischen 1—1$^1/_2$ Stunden im Brutschrank gehalten. Darauf erfolgt die Ablesung des Ergebnisses. Zweifelhafte Reaktionen können durch weiteres einstündiges Stehenlassen der Röhrchen bei Zimmertemperatur geklärt werden. Bei der Röhrchenzentrifugiermethode werden die Röhrchen nach einigen Minuten langem Stehen bei Zimmertemperatur und vorherigem gründlichen Mischen eine Minute lang bei wenigstens 1000 Umdrehungen in der Minute zentrifugiert. Zur Ablesung wird der Bodensatz durch leichtes Beklopfen der Röhrchen mit dem Finger vorsichtig aufgeschüttelt, man erkennt dann ohne weiteres, ob sich Klümpchen gebildet haben (positive Agglutinationsreaktion) oder ob sich die Blutkörperchen gleichmäßig verteilen (negative Agglutinationsreaktion).

8. (1) Bei der Objektträgermethode wird einerseits auf einen Objektträger ein Tropfen unverdünntes Testserum A (Anti-B) und entweder auf denselben Objektträger in genügender Entfernung davon oder besser auf einen weiteren Objektträger ein Tropfen unverdünntes Testserum B (Anti-A) gebracht und zu jedem dieser beiden Tropfen ein Tropfen der zu prüfenden Blutkörperchenaufschwemmung hinzugefügt. Andererseits werden auf Objektträger je zwei Tropfen des zu prüfenden Serums gebracht und dem

einen Tropfen ein Tropfen einer bekannten Blutkörperchenaufschwemmung A dem anderen Tropfen ein Tropfen einer bekannten Blutkörperchenaufschwemmung B hinzugefügt. Daneben ist die gleichzeitige Prüfung der benutzten Testseren auf Objektträgern gegenüber bekannten Blutkörperchenaufschwemmungen der Gruppe A und der Gruppe B vorzunehmen. An Stelle glatter Objektträger werden mit Vorteil solche mit tiefen Ausschliffen benutzt, in denen Serum und Blutkörperchen gemischt werden.

(2) Die Tropfen auf den Objektträgern werden durch Verreiben gut gemischt und sodann wiederholt hin und her bewegt. Falls sich die beiden Tropfen auf einem Objektträger befinden, ist zu vermeiden, daß sie ineinanderlaufen. Die Ablesung erfolgt makroskopisch gegen eine weiße Unterlage, unter Umständen unter Zuhilfenahme einer Lupe. Eine positive Agglutinationsreaktion ist oft sofort, spätestens nach 5 Minuten nachweisbar. „Geldrollenbildung“ der Blutkörperchen, die unter Umständen zur Verwechslung mit echter Agglutination führen kann, ist durch mikroskopische Beobachtung bei schwacher Vergrößerung (60mal) als solche zu erkennen.

9. (1) Die Blutgruppenreaktion mit Leichenblut kann auch dann, wenn dasselbe erst einige Tage nach dem Tode entnommen wurde, vielfach noch nach den für frisches Blut geltenden Grundsätzen (s. Ziff. 1) vorgenommen werden. Es muß in diesem Falle versucht werden, aus dem Blutkuchen durch vorsichtiges Aufschwemmen der Blutkörperchen in 0,9proz. Kochsalzlösung noch eine für die Röhrchenprobe brauchbare Blutkörperchenaufschwemmung zu gewinnen. Verfärbung des Blutes oder geringe Hämolyse sind allein kein Hindernis für die Vornahme der Reaktion, unter Umständen aber starke Hämolyse. Aufschwemmungen von Leichenblutkörperchen müssen unter Umständen mit 0,9proz. Kochsalzlösung gewaschen werden.

(2) Sind die direkten Makroreaktionen nicht ohne weiteres verwendbar, so können unter Umständen die zur Untersuchung angetrockneten Blutes dienenden Methoden noch verwertet werden.

(3) Zum Nachweis spezifischer Agglutinine in eingetrocknetem Blut kommt, wenn nur wenig Material zur Verfügung steht, die Deckglasmethode in Frage. Sind größere Mengen eingetrockneten Blutes vorhanden, so kann daraus mit der 4fachen Menge destillierten Wassers ein Auszug hergestellt werden, der in der üblichen Weise auf Agglutiningehalt geprüft wird.

(4) Zum Nachweis der agglutinablen Substanz (Gruppenmerkmal in eingetrocknetem Blut) kann der Agglutininbindungsversuch herangezogen werden.

(5) Die Ausführung derartiger Untersuchungen mit eingetrocknetem Blut und die Auswahl der Technik muß im Einzelfall dem Sachverständigen überlassen bleiben.

II. Bestimmung der Blutkörperchenmerkmale M und N.

1. Die Blutkörperchenmerkmale M und N sind unabhängig von den Blutgruppen A und B ebenfalls schon beim Neugeborenen ausgebildet.

2. (1) Die Herstellung der Immunsera geschieht, um die Bildung von gruppenspezifischen Anti-A und Anti-B-Agglutininen nach Möglichkeit auszuschließen, durch Immunisierung von Kaninchen mit menschlichen Blutkörperchen der Blutgruppe 0, die M bzw. N enthalten. Es ist notwendig, mehrere Tiere gleichzeitig zu immunisieren, da nicht alle Tiere kräftige Immunseren liefern, was vor allem für Anti-M-Seren gilt.

(2) Nach Abscheiden des Serums wird dasselbe zu je 1 ccm in sterile Gefäße abgefüllt und durch halbstündiges Inaktivieren auf 56° im Wasserbad von den in ihm enthaltenen Hämolysinen befreit.

3. (1) Für den Nachweis der Blutmerkmale M und N sind je 2 Testseren Anti-M und 2 Testseren Anti-N, darunter wenigstens je ein staatlich geprüftes Testserum zu verwenden. Diese Immunseren müssen vor Gebrauch zunächst von art- und gruppenspezifischen Agglutininen durch Absorption befreit werden.

(2) Für diese Zwecke werden mit 0,9proz. Kochsalzlösung gewaschene Blutkörperchen mehrerer Personen der Gruppe A, die dasjenige Merkmal (M oder N) nicht enthalten, das in den absorbierten Immunseren erhalten bleiben soll, verwendet. Die Absorption erfolgt in der Weise, daß das je nach der Höhe des Agglutiningehalts 1:10 bis 1:100 verdünnte Immunserum nach einer auszuprobierenden, dem Absorptionsoptimum entsprechenden Menge gewaschener Blutkörperchen versetzt wird.

(3) Ein Anti-M-Serum wird also mit Blutkörperchen des Typus A N, ein Anti-N-Serum mit Blutkörperchen des Typus A M absorbiert. Hierzu bleiben die Blutkörperchen nach gutem Mischen etwa eine Stunde lang mit dem Serum in Berührung; während dieser Zeit empfiehlt es sich, durch öfteres Hin- und Herneigen der Gemische für eine innige Berührung der Blutkörperchen mit dem Serum zu sorgen. Alsdann wird das Serum von den Blutkörperchen abzentrifugiert. Zur vollständigen Absorption der zu entfernenden Antikörper kann die beschriebene Reinigung mit frischem oder auch gekochten Blutkörperchen ein- oder zweimal wiederholt werden.

4. (1) Bevor die in der beschriebenen Weise absorbierten Seren für den praktischen Nachweis von M und N angewandt werden dürfen, müssen sie genau auf ihre Spezifität und einen genügend hohen Titer geprüft, d. h. es muß an Testblutkörperchen festgestellt werden, daß sie nur den gewünschten Antikörper in genügender Stärke enthalten. Ein gereinigtes Anti-M-Serum darf aus allen Blutgruppen nur Blutkörperchen M oder MN, ein Anti-N-Serum aus allen Blutgruppen nur Blutkörperchen N oder MN agglutinieren. Artspezifische oder gruppenspezifische Antikörper (Anti A oder Anti-B) dürfen in der Gebrauchsverdünnung der absorbierten Seren nicht mehr enthalten sein. Sollten solche die Reaktion störenden Antikörper noch vorhanden sein, so kann versucht werden, sie durch eine nochmalige Absorption mit geeigneten Blutkörperchen zu entfernen, andernfalls ist ein derartiges Serum unbrauchbar. Für forensische Zwecke ist zu verlangen, daß das absorbierte und von artspezifischen Antikörpern völlig gereinigte Immunserum noch in der 16fachen Gebrauchsverdünnung das homologe Testblut agglutiniert, damit auch schwach ausgebildete Faktoren, wie es ausnahmsweise bei den Blutkörperchenmerkmal N beobachtet worden ist, unter keinen Umständen dem Nachweis entgehen können.

(2) Erst wenn diese unerläßlichen Vorproben einwandfrei ausgefallen sind, dürfen die Seren für den diagnostischen Versuch als brauchbar angesehen werden.

5. Die Aufbewahrung der meist nur sehr beschränkte Zeit haltbaren verdünnten, absorbierten Seren (Abgüsse) erfolgt im Eisschrank. Es ist unerläßlich, daß jeder Untersucher *seine Testseren genau kennt und sich vor* Anwendung durch Heranziehung von mehreren verschiedenen Testseren und Auswertung an *verschiedenen* Blutkörperchen bekannter Typen von ihrer Brauchbarkeit jedesmal von neuem vergewissert.

6. (1) Der diagnostische Versuch mit den in der beschriebenen Weise hergestellten, absorbierten und genau geprüften Anti-M- und Anti-N-Seren erfolgt in derselben Weise wie bei dem Nachweis der Blutgruppen A und B (s. I., Ziff. 6 und 7). Anwendbar ist sowohl die Objektträger- wie die Röhrchenmethode. Bei forensischen Untersuchungen sind, soweit das Material ausreicht, beide Methoden zur gegenseitigen Kontrolle nebeneinander anzuwenden.

(2) Bei jeder Untersuchung sind zur Kontrolle der Wirksamkeit und Spezifität der Testseren Blutkörperchen mit bekanntem Gehalt an M, N und MN mitzuprüfen. Sind z. B. Blutkörperchen von 3 Personen (X, Y, Z) auf M und N zu untersuchen, von denen X das Blutmerkmal „M", Y das Blutmerkmal „N" und Z das Blutmerkmal „MN" haben sollen, so gestaltet sich bei Verwendung von je zwei verschiedenen Testseren Anti-M und Anti-N der diagnostische Versuch nach folgendem Schema:

Kontrollen	I. Test- serum Anti-M	II. Test- serum Anti-M	I. Test- serum Anti-N	II. Test- serum Anti-N
Blutkörperchen M	+	+	—	—
„ N	—	—	+	+
„ MN	+	+	+	+
„ X	+	+	—	—
„ Y	—	—	+	+
„ Z	+	+	+	+

(3) Als Gegenprobe soll bei Abstammungsuntersuchungen das Absättigungsverfahren angewandt werden. Diese Kontrollreaktion besteht darin, daß zu den bereits mit M- bzw. N-haltigen Blutkörperchen absorbierten Seren zu ein Fünftel bis einhalb Blutkörperchen des zu untersuchenden Blutes zugesetzt werden. Das vorhandene Anti-M oder Anti-N der Testseren wird dann vollständig absorbiert werden, so daß das abzentrifugierte Serum nach Zusatz von Blutkörperchen mit bekanntem M- bzw. N-Gehalt keine Agglutination mehr gibt.

(4) Die Bezeichnung der Ergebnisse geschieht in folgender Weise:

1. M   2. N   3. MN

Vor der Ausführung von Transfusionen ist außer den beiden Untersuchungen des Kreuzversuchs auch die sog. Interreaktion („Empfänger-Spender-Reaktion") anzustellen, d. h. die Verträglichkeit der beiden Blutarten durch Mischen kleiner Mengen von Empfänger- und Spenderblut oder, wenn möglich, durch Mischen von Empfängerserum mit Blutkörperchen des vorgesehenen Spenders sicherzustellen. Dabei ist auch auf hämolytische Erscheinungen zu achten. Die Zweckmäßigkeit der biologischen Vorprobe (nach OEHLECKER) vor der Transfusion wird dadurch nicht berührt. Da ausnahmsweise sog. defekte N-Receptoren vorkommen, die sich bei der üblichen Untersuchungstechnik (auch mittels des Absättigungsverfahrens) der Feststellung entziehen können, ist es in allen Fällen, in denen der Faktor N eine für die Beurteilung wesentliche Rolle spielt, aber mit den Gebrauchsseren nicht nachgewiesen werden kann, angezeigt, durch Einengen erhaltene besonders hochwertige Anti-N-Seren zu verwenden. Dabei ist jedoch darauf zu achten, daß in den Abgüssen etwa noch vorhandene Heteroagglutinine gegen M durch das Einengen nicht ebenfalls eine Steigerung erfahren und dadurch störend in Erscheinung treten. Es muß daher verlangt werden, daß solche eingeengten Anti-N-Seren mit Blutkörperchen M nach wenigstens 20 Minuten auch bei mikroskopischer Betrachtung keine Agglutination bewirken.

Anlage B. Vorschriften über die staatliche Prüfung der bei der Bestimmung der Blutgruppen 0, A, B und AB und der Blutkörperchenmerkmale M und N zur Anwendung kommenden Testseren.

1. Die zur Bestimmung der Blutgruppen 0, A, B und AB und der Blutkörperchenmerkmale M und N dienenden Testseren werden auf Antrag des Herstellers einer staatlichen Prüfung nach den Vorschriften der Abs. 2—13 unterworfen. Herstellungsstätten, welche die bezeichneten Testseren einer solchen freiwilligen staatlichen Prüfung unterstellen, dürfen ungeprüfte Testseren der genannten Arten nicht in den Verkehr bringen.

2. Wer Testseren für die Ausführung der Blutgruppenbestimmung einer freiwilligen staatlichen Prüfung unterstellen will, hat dies der zuständigen Behörde mitzuteilen, welche einen Sachverständigen oder Kontrollbeamten sowie einen Vertreter bestimmt, der nach den Vorschriften der Abs. 3—13 bei der staatlichen Prüfung mitzuwirken hat. Wegen der Vereidigung dieser Kontrollbeamten verweise ich auf die entsprechenden Anordnungen im § 16 der „Vorschriften über Impfstoffe und Sera" (VMBl. 1929, S. 664).

3. Jeder Hersteller, welcher seine für den Verkehr bestimmten Testseren einer staatlichen Prüfung unterstellt, hat über die Gewinnung und Abgabe der Seren Listen zu führen, die folgende Angaben enthalten müssen:

1. Operationsnummer des Testserums.

2. a) bei menschlichem Serum: Name, Alter und Blutgruppe der blutspendenden Personen,

b) bei Kaninchenserum: Art der Vorbehandlung und Nummer der Kaninchen.

3. Tag(e) der Blutentnahme(n).

4. Menge und Behandlung des erhaltenen Serums (inaktiviert, etwaige keimwidrige Zusätze).

5. Ergebnis der Prüfung durch den Hersteller.

6. Tag der Absendung an das Prüfungsinstitut.

7. Tag des Eingangs des Bescheides des Prüfungsinstituts und das mitgeteilte Prüfungsergebnis.

8. Tag der Abgabe des Testserums, Menge des abgegebenen Testserums.

4. Zwecks Gewinnung der Testseren ist das vom Menschen oder Kaninchen frisch entnommene Blut über Nacht in den Eisschrank zu stellen, das Serum am nächsten Tage abzuheben und möglichst bald, z. B. durch rasches Zentrifugieren, von den Blutkörperchenresten zu befreien (dabei empfiehlt sich das Zentrifugieren in eisgekühlten Gefäßen). Das erhaltene Serum soll danach 30 Minuten lang im Wasserbad bei 56° C inaktiviert und dann im Eisschrank aufbewahrt werden. Geeignete keimwidrige Zusätze sind erlaubt; sie dürfen aber auch hier nur insoweit angewandt werden, als sie nachweislich die Reaktion nicht stören. Zusätze der genannten Art müssen der Prüfungsstelle angegeben werden.

5. Die Einleitung der staatlichen Prüfung ist von dem Hersteller bei dem Sachverständigen oder Kontrollbeamten zu beantragen. Ist das zu prüfende Testserum in verschiedenen Behältern aufbewahrt, so hat der Sachverständige oder Kontrollbeamte zu untersuchen und nach Anhörung des Herstellers darüber zu entscheiden, ob und inwieweit nach Maßgabe der angestellten Vorprüfungen die Gleichwertigkeit der in den verschiedenen Behältern aufbewahrten und zu prüfenden Testseren als nachgewiesen anzusehen ist. Von jeder Operationsnummer des Testserums hat der Sachverständige oder Kontrollbeamte 2mal 2 ccm in Fläschchen zu entnehmen und einzusenden. Die zur Feststellung der Blutkörperchenmerkmale M und N bestimmten Testseren sind in nicht absorbierter Form zur Prüfung zu stellen.

6. (1) Nach der Probeentnahme sind die die Proben enthaltenden Verpackungen von dem Sachverständigen oder Kontrollbeamten zu plombieren oder mit Banderolen zu verschließen. Ebenso sind die Behälter, in denen sich das zu prüfende Testserum befindet, mit einer Plombe zu verschließen. Die Behälter sind in einem von dem Hersteller zur Verfügung zu stellenden Eisschranke unter Mitverschluß durch den Sachverständigen oder Kontrollbeamten aufzubewahren.

(2) Der Hersteller hat die Proben der für den Nachweis der Blutgruppen 0, A, B und AB bestimmten Testseren mit einem Begleitschreiben nach dem Muster der Anlage 1 und die Proben der für die Feststellung der Blutkörperchenmerkmale M und N bestimmten Testseren mit einem Begleitschreiben nach dem Muster der Anlage 2 an das Prüfungsinstitut zu senden. Auf den die Proben enthaltenden Gefäßen ist die Operationsnummer des Testserums anzugeben. Der Inhalt der Begleitschreiben ist von dem Sachverständigen oder Kontrollbeamten auf seine Richtigkeit zu prüfen. Die Begleitschreiben sind von ihm gegenzuzeichnen.

7. Für die Prüfung der Testseren und für die Beurteilung der Prüfungsergebnisse gelten die in der Anlage 3 gegebenen Vorschriften. Von dem Ausfall der Prüfung ist dem Hersteller sofort durch Schreiben nach dem Muster der Anlage 4 Nachricht zu geben.

8. (1) Testseren, welche nach dem Prüfungsergebnis untauglich sind, dürfen zur Ausführung der Blutgruppenbestimmung von dem Hersteller nicht abgegeben werden.

(2) Testseren, welche tauglich befunden werden, sind zur Abgabe freizugeben. Die Entfernung der Plomben von den Behältern, in denen die Testseren aufbewahrt waren, und die Abfüllung der Testseren in die Versandgefäße darf nur unter Kontrolle des Sachverständigen oder des Kontrollbeamten erfolgen. Die Testseren der Gruppe A (Anti-B) dürfen nur in ungefärbte, die Testseren der Gruppe B (Anti-A) nur in braun gefärbte, die Testseren der Gruppe 0 (Anti-A, Anti-B) nur in blau gefärbte, die Testseren der Gruppe AB (0) nur in grün gefärbte, die Testseren Anti-M nur in gelb gestreifte und die Testseren Anti-N nur in rot gestreiften Capillaren, Fläschchen oder Ampullen abgefüllt werden. Bei Capillarenabfüllung sind für etwa erforderliche Wiederholungen mindestens 5 in einer Packung zu vereinigen. Diese Gefäße oder Packungen der Capillaren, in denen die geprüften Testseren in den Verkehr gebracht werden, müssen mit Plomben oder Banderolverschluß gesichert und mit Vermerken versehen sein, aus denen Herstellungsstelle, Operationsnummer, Art (Blutgruppe A [Anti-B], Blutgruppe B [Anti-A], Blutgruppe 0 [Anti-A, Anti-B], Blutgruppe AB [0], Anti-M oder Anti-N), Menge und Titer (für die Röhrchenverfahren) des Testserums, die Zeitangaben der Gewinnung und der staatlichen Prüfung sowie die voraussichtliche Verwendbarkeitsdauer ersichtlich sind. Letztere ist bei Testseren vom Menschen auf 6 Monate, bei Kaninchenserum auf 1 Jahr nach der Zulassung zu bemessen. Auf den Plomben oder Banderolen muß sich ein auf die Prüfung durch den Kontrollbeamten eindeutig hinweisendes Zeichen befinden; auch müssen die Gefäße die deutliche Aufschrift tragen „Staatlich geprüft".

9. Tauglich befundene Testseren vom Menschen müssen, falls Abfüllungen der betreffenden Operationsnummer noch im Verkehr sind, vom Prüfungsinstitut in Abständen von je 6 Monaten, Testseren von Kaninchen nach 12 Monaten einer erneuten Prüfung unterzogen werden. Seren, die bei der Nachprüfung eine solche Abschwächung ihres Titers aufweisen, daß sie den in Anlage 3, Abs. 5 festgelegten Mindestforderungen nicht mehr

Anlage 1.
Bogleitschein Nr. . . . .

zu dem von . . . . in . . . .
eingesandten Testserum für die Bestimmung der Blutgruppen 0, A, B und AB.

Operationsnummer und Art des Testserums . . . .

a) Bei menschlichem Serum: Name und Alter der blutspendenden Personen . . . .

   bei Kaninchenserum: Art der Vorbehandlung und Nummern der Kaninchen. . . . .

b) Tag(e) der Blutentnahme(n) . . . .

c) Menge und Behandlung des erhaltenen Serums (inaktiviert) sowie etwaige konservierende Zusätze . . . .
. . . .

d) Ergebnis der Prüfung durch den Hersteller:
   aa) Titer . . . .
   bb) Spontanagglutination . . . .
   cc) Hämolyse . . . .

e) Tag der Einsendung an das Prüfungsinstitut . . . .
. . . .

f) Bemerkungen . . . .

. . . .
  Unterschrift des Herstellers.   Unterschrift des Sachverständigen oder
                                       Kontrollbeamten.

Anlage 2.
Begleitschein Nr. . . . .

zu dem von . . . . in . . . .
eingesandten Testserum für die Bestimmung der Blutkörperchenmerk-male M und N.

Operationsnummer und Art des Testserums (Anti-M-, Anti-N-Serum):
. . . .

a) Art der Vorbehandlung und Nummern der immunisierten Kanin-chen . . . .

b) Tag(e) der Blutentnahme(n) . . . .

c) Menge des erhaltenen Serums (inaktiviert) sowie etwaige konservie-rende Zusätze . . . .

d) Ergebnis der Prüfung durch den Hersteller . . . .
. . . .

e) Tag der Einsendung an das Prüfungsinstitut . . . .
. . . .

f) Bemerkungen . . . .

. . . .
  Unterschrift des Herstellers.   Unterschrift des Sachverständigen oder
                                         Kontrollbeamten.

entsprechen, werden auf Antrag des Prüfungsinstituts durch die zuständige Behörde aus dem Verkehr gezogen.

10. Der Sachverständige oder Kontrollbeamte hat eine Liste zu führen, in die über jede Prüfung eine Aufzeichnung einzutragen ist; daraus muß ersichtlich sein:

1. Name des Herstellers und Operationsnummer des Testserums.
2. Zeit der Gewinnung.
3. Menge, Art und Behandlung (inaktiviert, etwaige konservierende Zusätze) des Testserums.
4. Menge des zur Prüfung entnommenen Testserums.
5. Tag der Einsendung des Serums an das Prüfungsinstitut.
6. Ergebnis der Prüfung.
7. Menge des freigegebenen Testserums.
8. Tag der Einfüllung in die Versandgefäße.

11. Die Gebühren der staatlichen Prüfung einschließlich der dem Sachverständigen oder Kontrollbeamten zu zahlenden Vergütung fallen dem Hersteller zur Last.

Anlage 3.
Prüfung der Testseren.

1. Die Prüfung erfolgt zur Feststellung der Sterilität des Serums und seiner einwandfreien Brauchbarkeit zur Blutgruppenbestimmung.

2. Zur Prüfung der Sterilität werden ein Röhrchen mit verflüssigtem Agar (zum Anlegen einer Plattenkultur) und ein Bouillonröhrchen mit je einem Tropfen Serum beschickt. Die beimpften Nährböden müssen nach 6 tägigem Aufenthalt im Brutschrank bei 37° C steril befunden werden.

3. (1) Der Agglutinationstiter der für die Bestimmung der Blutgruppen 0, A, B und AB vorgesehenen Seren wird in der Weise festgestellt, daß fallende Mengen des zu prüfenden Serums und je eines bekannten Vergleichsserums der Gruppe A (Anti-B) und der Gruppe B (Anti-A) im Volumen 0,2 ccm in einer Reihe mit je 0,2 ccm einer etwa 1 proz. Aufschwemmung roter Blutkörperchen (auf Vollblut berechnet) der Gruppe A und in einer Parallelreihe mit je 0,2 ccm einer ebensolchen Aufschwemmung roter Blutkörperchen der Gruppe B gemischt werden. Zur Kontrolle sind womöglich auch entsprechende Reihen mit Blutkörperchenaufschwemmungen der übrigen Gruppen (0, AB) anzusetzen.

(2) Die zum Nachweis der Blutkörperchenmerkmale M und N bestimmten Testseren, die nach Abs. 5 der Prüfungsvorschriften in nicht absorbierter Form dem Prüfungsinstitut einzusenden sind, müssen hier vor Anstellung der Agglutinationsprobe von art- und gruppenspezifischen Antikörpern durch Absorption befreit werden. Diese Absorption erfolgt nach dem in den „Richtlinien für die Ausführung der Bestimmung der Blutgruppen 0, A, B und AB und der Blutkörperchenmerkmale M und N", Abschn. II, Ziff. 3 und 4 angegebenen Verfahren. Der Agglutiningehalt der abgesättigten Anti-M- und Anti-N-Seren wird sodann in der Weise festgestellt, daß fallende Mengen der Abgüsse im Volumen 0,2 ccm in einer Reihe mit je 0,2 ccm einer etwa 1 proz. Aufschwemmung (auf Vollblut berechnet) von Blutkörperchen M, in einer zweiten Reihe mit je 0,2 ccm einer ebensolchen Aufschwemmung von Blutkörperchen N und in einer dritten Reihe mit je 0,2 ccm einer ebensolchen Aufschwemmung von Blutkörperchen MN gemischt werden. Zum Vergleich sind entsprechende Reihen mit ebenso vorbehandelten Testseren M und N von bekanntem Agglutiningehalt anzusetzen.

(3) Für jede Versuchsreihe werden 10 kleine Reagensgläser benötigt. In die Röhrchen werden fallende Serumverdünnungen im Volumen 0,2 ccm, beginnend mit 2facher Verdünnung des betreffenden Serums, eingefüllt, so daß jede folgende Serumverdünnung doppelt so stark wie die vorausgehende ist. Die Verdünnungen erfolgen mit 0,9proz. Kochsalzlösung. Im 10. Röhrchen wird die Serumverdünnung durch 0,9proz. Kochsalzlösung ersetzt. In den Reagensröhrchen 1—9 befinden sich nach dem Zusatz von je 0,2 ccm Blutkörperchenaufschwemmung fallende Serumkonzentrationen von 1:4 bis 1:1024.

(4) Das zur Herstellung der Blutkörperchensuspensionen den ihrer Blutgruppe und ihren Blutkörperchenmerkmalen nach bekannten Versuchspersonen zu entnehmende Blut wird nach 2maligem Waschen der Blutkörperchen mit 0,9proz. Kochsalzlösung in 0,9proz. Kochsalzlösung so aufgeschwemmt, daß eine etwa 1proz. Suspension (auf Vollblut berechnet) entsteht. Die Blutkörperchenaufschwemmungen sind am Tage ihrer Herstellung zu verwenden.

(5) Die Ablesung der Agglutinationsresultate in den Blutkörperchen-Serumgemischen erfolgt makroskopisch (evtl. mit Hilfe einer Lupe mit 6facher Vergrößerung) nach mindestens 1 Minute langem Zentrifugieren (wenigstens 1000 Umdrehungen) oder nach 1—1^1/$_2$stündiger Bebrütung bei 37° C, bei zweifelhaften Reaktionen nach weiterem einstündigen Stehenlassen der Röhrchen bei Zimmertemperatur. Dabei ist auch auf etwaige Hämolyse zu achten.

4. Zwecks Prüfung der Testseren auf rasche Wirksamkeit werden die Seren auch nach der Objektträgermethode in folgender Weise geprüft. Zur Prüfung der für die Bestimmung der Blutgruppen 0, A, B und AB vorgesehenen Seren werden 3 Objektträger benutzt. Auf den 1. Objektträger werden in genügender Entfernung 2 Tropfen des zu prüfenden Serums, auf den 2. und 3. Objektträger je 2 Tropfen eines bekannten Vergleichsserums Anti-A bzw. Anti-B gebracht. Zu dem einen Tropfen jedes Objektträgers wird sodann ein Tropfen Blutkörperchenaufschwemmung der Gruppe A, zu dem anderen Tropfen je ein Tropfen Blutkörperchenaufschwemmung der Gruppe B zugefügt. In entsprechender Weise werden die nach Absättigung von Anti-M- und Anti-N-Seren erhaltenen Abgüsse auf ihre agglutinierenden Eigenschaften gegenüber Blutkörperchenaufschwemmungen M, N und MN geprüft. Die Blutkörperchenaufschwemmungen sollen für die Objektträgermethode eine Konzentration von 3% auf Vollblut berechnet aufweisen. Die gruppenspezifische Agglutination muß bei Zimmertemperatur bei makroskopischer oder Lupenbetrachtung nach spätestens 5 Minuten deutlich eingetreten sein.

5. (1) Ein von Menschen gewonnenes Serum ist dann als brauchbar und genügend hochwertig anzusehen, wenn es auch in den stärksten Konzentrationen nur auf Blutkörperchen der angegebenen Blutgruppe zusammenballend wirkt, und wenn es bei der Titerablesung nach mindestens 1 Minute langem Zentrifugieren (bei wenigstens 1000 Umdrehungen) oder nach 1—1^1/$_2$stündigem Aufenthalt der Blutkörperchen-Serumgemische im Brutschrank und etwaigem 1stündigem Stehen der Röhrchen bei Zimmertemperatur noch in der Verdünnung von 1:64 sowie bei der Objektträgermethode in spätestens 5 Minuten eine deutlich erkennbare Verklumpung der Erythrocyten bewirkt. Die als Testseren Anti-A vorgesehenen Kaninchenimmunseren müssen bei der staatlichen Prüfung einen Titer von mindestens 1:256 erkennen lassen.

(2) Die für die M- und N-Bestimmung vorgesehenen Kaninchenimmunseren müssen sich durch geeignete Blutkörperchen derart absorbieren lassen,

daß sie nach der Absorption eine kräftige Reaktion mit den spezifischen M- bzw. N-Testblutkörperchen und eine völlig fehlende Reaktion mit den unspezifischen Testblutkörperchen aufweisen.

(3) Die Absorption erfolgt in der Weise, daß das je nach der Höhe des Agglutiningehalts 1:10 bis 1:100 verdünnte Immunserum mit einer auszuprobierenden, dem Absorptionsoptimum entsprechenden Menge gewaschener Blutkörperchen versetzt wird. Ein Anti-M-Serum wird also mit Blutkörperchen des Typus AN, ein Anti-N-Serum mit Blutkörperchen des Typus AM absorbiert. Hierzu bleiben die Blutkörperchen nach gutem Mischen etwa 1 Stunde lang mit dem Serum in Berührung; während dieser Zeit empfiehlt es sich, durch öfteres Hin- und Herneigen der Gemische für eine innige Berührung der Blutkörperchen mit dem Serum zu sorgen. Alsdann wird das Serum von den Blutkörperchen abzentrifugiert. Zur vollständigen Absorption der zu entfernenden Antikörper muß die beschriebene Reinigung mit frischen oder auch gekochten Blutkörperchen unter Umständen ein- oder zweimal wiederholt werden.

(4) Der so erhaltene „Abguß" muß noch nach weiterer 16facher Verdünnung bei der Austitrierung auf dem Objektträger innerhalb von 10 Minuten eine kräftige Agglutination der entsprechenden Blutkörperchen herbeiführen; andersartige Blutkörperchen dürfen von dem Abguß während der genannten Zeit nicht beeinflußt werden.

(5) So muß z. B. ein mit N-Blutkörperchen absorbiertes M-Serum, das in der Verdünnung 1:10 absorbiert wurde, nach völliger Reinigung von artspezifischen Antikörperchen gegenüber M- und N-Testblutkörperchen folgendes Prüfungsergebnis aufweisen:

Immunserumverdünnung	$^1/_{10}$	$^1/_{20}$	$^1/_{40}$	$^1/_{80}$	$^1/_{160}$	$^1/_{320}$
Testblutkörperchen M . .	+++	+++	+++	++	+	—
Testblutkörperchen N . .	—	—	—	—	—	—

(6) Ergibt sich bei einem solchen Prüfungsfall selbst nach mehrmaliger Absorption gegenüber den N-Testblutkörperchen noch eine leichte Mitagglutination, so kann dieses Serum trotzdem unbedenklich für den Handel freigegeben werden, wenn der Titerquotient zwischen M- und N-Blut den obigen Mindestanforderungen entspricht, z. B.:

Immunserum- verdünnung	$^1/_{10}$	$^1/_{20}$	$^1/_{40}$	$^1/_{80}$	$^1/_{160}$	$^1/_{320}$	$^1/_{640}$	$^1/_{1280}$
Testblutkör- perchen M . .	+++	+++	+++	+++	+++	++	+	—
Testblutkör- perchen N . .	+	—	—	—	—	—	—	—

(7) Ein derart absorbiertes Serum würde in der Verdünnung 1:20 bzw. 1:40 als Gebrauchsdosis ebenfalls verwendbar sein.

(8) Da jedes für den Nachweis der Blutkörperchenmerkmale M und N hergestellte nicht absorbierte Kaninchenimmunserum hinsichtlich seiner Absorptionsfähigkeit individuell verschieden ist, hat der Hersteller der Prüfungsstelle anzugeben, unter welchen Versuchsbedingungen (Ausgangsverdünnung des Immunserums, Volumenverhältnis des Absorptionsblutes zu demselben, Dauer und Anzahl der Absorptionen sich die besten Ergebnisse erzielen lassen, damit die staatliche Prüfung unter den gleichen

Bedingungen erfolgen kann. Diese Angaben, gegebenenfalls die von der Prüfungsstelle für das betreffende Serum als geeignet erkannten Versuchsbedingungen müssen auch jeder in den Handel gebrachten Abfüllung des geprüften Immunserum vom Hersteller als Gebrauchsanweisung beigegeben werden.

Anlage 4.

Bescheinigung

über das Prüfungsergebnis zum Begleitschein Nr.....................

betreffend das von......................... aus.................

am.................... eingesandte Testserum zur Verwendung bei der Blutgruppenbestimmung.

Eingetroffen am....................

Operationsnummer ....

Gesamtmenge des zur Prüfung eingesandten Testserums.............

Das Serum (Anti-) wird als Testserum.................... zugelassen.

Gebrauchstiter bei Kaninchenserum für die Bestimmung der Blutgruppe ....

Das Serum wird beanstandet, weil....................

Die Kosten betragen..............

Bemerkungen..

...................., dem .... 19...

....
Unterschrift

Richtlinien für die Einrichtung des Blutspenderwesens im Deutschen Reich.

RdErl. d. RMdI. v. 5. 3. 1940 — IV e 5205/40-3885[1].

In Anbetracht der Tatsache, daß Blutübertragungen von Mensch zu Mensch bei Verletzungen und bei Erkrankungen mit stärkeren Blutverlusten sowie bei manchen inneren Krankheiten notwendig werden und lebensrettend wirken können, und bei der Zunahme, welche dieses Behandlungsverfahren neuerdings erfahren hat, ist es zweckmäßig, daß das Blutspenderwesen im Deutschen Reich einheitlich geregelt wird. Die hierfür maßgebenden Gesichtspunkte sind in den nachstehenden Richtlinien, welche

    I. die Organisation der Blutspendernachweise,

    II. die Technik der Blutgruppenuntersuchung und

    III. die technische Durchführung der Bluttransfusion

betreffen, zusammengefaßt. Diese Richtlinien, welche in ihren einzelnen Abschnitten verwaltungsmäßig erprobte, experimentell begründete und klinisch bewährte Anweisungen für die mit der Blutübertragung zusammen-

---

[1] Sonderabdrucke dieses RdErl. nebst Anl. können bei umgehender Bestellung von Carl Heymanns Verlag, Berlin W 8, Mauerstraße 44, bezogen werden. Sammelbestellungen erwünscht.

hängenden Fragen enthalten, sollen den mit der Einrichtung und Führung
von Blutspendernachweisen sowie mit der Vornahme von Bluttransfusionen
beschäftigten Ärzten als Leitfaden an die Hand gegeben werden. Die in
den Abschn. II und III enthaltenen Angaben über Methodik der Blutgruppenbestimmung und Technik der Blutübertragung sind als Mindestforderungen zu betrachten, sollen aber kein starres Schema bilden; vielmehr soll bei der Durchführung der Blutgruppenuntersuchungen und Blutübertragungen der Erfahrung und dem Ermessen des einzelnen Arztes
ein gewisser Spielraum gelassen werden.

I. Organisation der Blutspendernachweise.

1. Der Bedarf an Blutspendern beträgt etwa 1 auf 1000 Einwohner;
dementsprechend sind für das Gebiet des Deutschen Reiches ungefähr
60000 Blutspender erforderlich. Nimmt man an, daß 3000 Krankenhäuser
sich mit Blutübertragungen befassen, so würden auf jedes Krankenhaus
im Durchschnitt etwa 10—30 Spender kommen. Es wird jedoch zweifellos
Krankenhäuser geben, die wesentlich weniger, und solche, die bedeutend
mehr Blutspender benötigen. Ein solcher Spenderkreis sollte mindestens
aus 20 Spendern bestehen, von denen entsprechend der Verteilung der Blutgruppen innerhalb der deutschen Bevölkerung (40% 0, 40% A, 15% B und
5% AB) acht der Gruppe 0, acht der Gruppe A, drei der Gruppe B und
einer der Gruppe AB angehören müßten. Für den Bedarf in Not- und
Ausnahmefällen ist die Zahl der 0-Blutspender besser höher zu wählen.
Spenderkreise mit über 200 Spendern sind unübersichtlich und daher nach
Möglichkeit zu vermeiden.

2. (1) Grundsätzlich muß das Schwergewicht der Organisation auf die
mit der Schaffung eines Blutspenderdienstes betrauten *Krankenhäuser* und
Kliniken gelegt werden. Dabei ist den einzelnen Spenderzentralen eine
gewisse, an die örtlichen Verhältnisse angepaßte Dehnbarkeit der Organisation zuzugestehen. So wird in städtischen Industriegebieten eine andere
Organisation erforderlich sein als in ländlichen Kreisen. Die Einrichtung
der Blutspenderzentralen ist eine freiwillige Gemeinschaftsaufgabe der
Krankenhäuser und Kliniken. Für jeden mittleren Verwaltungsbezirk
(Reichsgau, Land, Reg.-Bez.) wird ein Krankenhaus als führendes bestimmt.
Verantwortlicher Leiter aller Spenderzentralen des Bezirks ist der Chef-
arzt des als führend bestimmten Krankenhauses.

(2) Die einzelnen Spenderzentralen sind verpflichtet, sich einen aus-
reichenden Stamm von zuverlässigen Spendern, darunter vorwiegend
Männern, in Kriegszeiten Frauen, in nächster Umgebung des Krankenhauses zu halten; die Anmarschzeit sollte nicht mehr als $^1/_2$—$^3/_4$ Stunde
betragen.

(3) Krankenhäuser, welche einen Spenderdienst organisieren (Spenderzentralen), bilden die kleinste Einheit auf dem Gebiete des Blutspenderwesens. Sie bedürfen zur Einrichtung des Spenderdienstes der Zustimmung
des Reg-Präs. oder der entsprechenden Dienststelle. Die zugelassenen
Krankenhäuser treffen die Auswahl der Spender und schließen mit jedem
einzelnen Spender ein Spenderabkommen nach Vordruck 4 (Anl. 4) ab.
Ferner geben sie den Blutspenderausweis und ein Merkblatt über die Rechte
und Pflichten eines Blutspenders (Vordruck 1, 2; Anl. 1 und 2) an die
Spender aus und führen eine Spenderkartothek unter Benutzung besonderer
Karteikarten (Vordruck 3; Anl. 3), die für die Angehörigen der verschiedenen
Blutgruppen verschiedene Farben aufweisen müssen (Gruppe 0: rot,
Gruppe A: grün, Gruppe B: gelb, Gruppe AB: weiß). Die Krankenhäuser

übernehmen gleichfalls verwaltungsmäßig die Bereitstellung, Entschädigung und zusätzliche Verpflegung (Imbiß) des Spenders für die Dauer seiner Beanspruchung zur Blutübertragung.

(4) Die Untersuchung der Spender auf ihre Blutgruppenzugehörigkeit erfolgt in dem betreffenden Krankenhause und zur Kontrolle in einem dazu berechtigten, geeigneten Institute nach den in Abschn. II gegebenen Richtlinien. Der Spender darf erst dann zur Blutübertragung herangezogen werden, wenn beide Untersuchungsbefunde übereinstimmen. In strittigen Fällen ist der Spender zunächst abzulehnen. In diesen Fällen entscheidet über seine endgültige Verwendung als Blutspender eine dritte Kontrolluntersuchung durch das Institut für experimentelle Therapie in *Frankfurt* (Main).

(5) Die Spenderzentralen sollen bei ihren Spendern bei der ersten Einstellung eine gründliche klinische Untersuchung vornehmen; dabei hat auch eine serologische Untersuchung auf Syphilis (vgl. Abschn. II Ziff. 2), eine vollkommene Blutuntersuchung und eine Röntgenuntersuchung auf Tuberkulose stattzufinden. Weiterhin sind die Spender alle drei Monate ärztlich nachzuuntersuchen, die serologische Untersuchung auf Syphilis zu wiederholen und bei irgendwelchen verdächtigen Anzeichen die Blutuntersuchung (Blutbild und Senkung) oder die Röntgenuntersuchung erneut vorzunehmen. Das Ergebnis dieser Untersuchungen ist von der Spenderzentrale zu protokollieren und in abgekürzter Form in den Blutspenderausweis regelmäßig einzutragen.

(6) Die Vermittlungstätigkeit des als Spenderzentrale dienenden Krankenhauses ist auf einen fortlaufenden Tag- und Nachtdienst einzurichten. Erforderlichenfalls muß die Möglichkeit vorhanden sein, Spender im Krankenhaus in Bereitschaft zu halten. Dies gilt besonders auch für die Sonn- und Feiertage, an denen Vorsorge zu treffen ist, daß etwa benötigte Spender in kürzester Zeit herbeigeholt werden können.

(7) Bei Vermittlung eines Spenders gibt die Spenderzentrale diesem einen Überweisungsschein nach Muster 6 (Anl. 6) für den anfordernden Arzt mit, der die erforderlichen Eintragungen vorzunehmen und für die Rücksendung des Scheines an die Spenderzentrale zu sorgen hat. Die ausgefüllten Überweisungsscheine werden in der Spenderzentrale tagebuchmäßig gesammelt. Über jede Blutspende wird eine schriftliche Verhandlung entsprechend Muster 5 (Anl. 5) geführt. Der Vordruck enthält eine Bescheinigung über die ausgeführte Blutspende und eine Zahlungsanweisung an den Spender.

3. (1) Das zuständige Gesundheitsamt beaufsichtigt alle in seinem Bezirk befindlichen Blutspendeeinrichtungen. Über jeden Spender hat die Spenderzentrale vom zuständigen Gesundheitsamt Auskunft einzuholen, ob dort Vorgänge in der Erbkartei, Geschlechtskrankenfürsorge, Tbc.-Fürsorge bestehen bzw. ob er in den Listen über Infektionskrankheiten einschließlich Tropenkrankheiten gemeldet ist. Vor der endgültigen Zulassung eines Blutspenders ist von diesem die Vorlage eines polizeilichen Führungszeugnisses zu verlangen.

(2) Die Blutspenderausweise sind in ihrer Gültigkeit zeitlich zu begrenzen.

(3) Die Zentralstelle für die Bearbeitung aller Bestimmungen auf dem Gebiete des Blutspenderwesens im Deutschen Reich ist das *Robert-Koch-Institut* in *Berlin*. Es leitet alle Sonderforschungen auf diesem Gebiete und ist die Verbindungsstelle zu den mit hämatologischen Forschungen betrauten Kliniken, serologischen, hygienischen und gerichtsärztlichen

Instituten. Es überwacht mit Unterstützung des Instituts für experimentelle Therapie in *Frankfurt* (Main) die Kontrolle der Testseren, die Einziehung überalteter Seren und alle auf dem Gebiete der Blutübertragungen durchzuführenden wissenschaftlichen und technischen Aufgaben.

(4) Das Blutspenderwesen bei der Wehrmacht wird durch die vorstehende Organisation nicht berührt.

4. (1) Krankenhäuser, in denen Bluttransfusionen vorgenommen werden, müssen eine allen Ansprüchen genügende Einrichtung besitzen. Sie sind zudem verpflichtet, eine ausreichende Menge einwandfreier staatlich geprüfter Testseren für die Blutgruppenbestimmungen vorrätig zu halten. Alte nicht mehr verwendbare und nach Aufruf der Kontrollnummer einzuziehende Testsera müssen von den Krankenhäusern ordnungsgemäß abgeliefert werden.

(2) Die Ärzte, die beabsichtigen, Blutübertragungen vorzunehmen, einschließlich der Chefärzte der Krankenhäuser, sollen wegen der hohen ärztlichen und rechtlichen Verantwortlichkeit gegenüber dem Spender und dem Empfänger besondere Kenntnisse auf dem Gebiet der Bluttransfusionen haben. Sie sind verpflichtet, jeden Zwischenfall bei Bluttransfusionen dem zuständigen Gesundheitsamt und der im Reg.-Bezirk führenden Blutspenderzentrale zu melden.

(3) Die Bestimmung von Blutgruppen (bei Empfänger und Spender) muß jederzeit durch einen vorgebildeten Arzt oder eine vorgebildete technische Assistentin durchführbar sein. Der Chefarzt, in dessen Abteilung die Blutübertragungen vorgenommen werden, trägt die Verantwortung für alle in seinem Arbeitsbereich vorgenommenen Blutgruppenbestimmungen.

5. (1) Als Blutspender kommen in der Regel nur gesunde, unbescholtene Personen im Alter von etwa 21—50 Jahren in Betracht. Insbesondere müssen sie frei sein von konstitutionellen und übertragbaren Krankheiten jeder Art, vor allem von Tuberkulose, Geschlechtskrankheiten, Haut- und Tropenkrankheiten. Frauen sollen im allgemeinen während der Menstruation und in der Schwangerschaft nicht als Blutspender herangezogen werden. Der Hämoglobinwert soll bei den Spendern möglichst nicht unter 13,6 g Hb. auf 100 ccm Blut = 85 Strich eines nach den Vorschriften der von der Deutschen Gesellschaft für Innere Medizin bzw. der Deutschen Hämatologischen Gesellschaft geeichten Hämometers betragen (16 g Hb. = 100).

(2) Im Erkrankungsfall ist jeder Spender verpflichtet, unaufgefordert seiner Spenderzentrale (Spendernachweis) schriftlich oder mündlich davon Mitteilung zu machen. Auch hat er die Spenderzentrale von einer Änderung seiner Anschrift unverzüglich in Kenntnis zu setzen; die seitherige Spenderzentrale hat dann der für den neuen Wohnort zuständigen Zentrale von der Übersiedlung des Spenders in deren Bereich Nachricht zu geben.

(3) Der amtliche Spenderausweis ist der Blutspenderausweis (Muster 2; Anl. 2), der ein Lichtbild des Spenders enthalten muß, in welches die Blutgruppe des Spenders mit Trockenstempel eingedruckt ist (vgl. auch Ziff. 2 und 3).

(4) Der Spender erhält für das gesamte Gebiet des Deutschen Reiches folgende Vergütung für die abgegebene Blutmenge: für die ersten 100 ccm Blut 10 RM, für jede weiteren angefangenen 100 ccm 5 RM, mindestens aber 20 RM. Die Bekanntgabe des Namens des Empfängers an den Spender hat gelegentlich zu unerwünschten Folgen geführt und ist daher tunlichst zu vermeiden.

6. Kostenträger für die Gesamteinrichtungen des Blutspenderwesens im Deutschen Reich sind:

a) für die technische Einrichtung der Spenderzentralen einschließlich der Instrumente in den zugelassenen Krankenhäusern sowie für die Feststellung der Blutgruppe bei den Spendern, für die gesundheitliche Überwachung (Röntgenuntersuchung, serologische Untersuchung usw.) und Schadensersatzansprüche der Blutspender: der Krankenhausträger (Gemeinde, Kreis, Verband usw.),

b) für die Vergütung an den Blutspender (mit Einschluß der Hin- und Rückfahrt und des Arbeitsverdienstausfalls) sowie für die ärztlichen Hilfsleistungen: der Empfänger der Blutspende bzw. die Krankenkasse (bei Kassenmitgliedern) oder die öffentliche Fürsorge (Wohlfahrt; bei unbemittelten Empfängern). Die Auszahlung der Vergütung an den Spender übernimmt das Krankenhaus zur Verrechnung (Apothekenfonds),

c) für die Ausbildung der Ärzte: die Reichsärztekammer. Hierbei ist der Frage der Vertretung der zur Ausbildung im Blutspenderwesen an Kursen teilnehmenden Ärzte ganz besondere Aufmerksamkeit zu schenken.

II. Technik der Blutgruppenuntersuchung.

1. Sowohl bei den Blutspendern als auch bei den Blutempfängern hat die Ermittlung der Blutgruppenzugehörigkeit grundsätzlich stets in einer Untersuchung der Blutkörpercheneigenschaften (Erythrocytenagglutinogene) mittels staatlich geprüfter Testseren (s. Ziff. 7) und der Serumagglutinine mit Hilfe frisch hergestellter Aufschwemmungen von Blutkörperchen der verschiedenen Gruppen zu bestehen. Besteht zwischen den Eegebnissen der beiden Untersuchungen dieses Kreuzversuches keine Übereinstimmung, so ist die Unstimmigkeit unter Umständen unter Verwendung neuer Testseren bzw. auch neuer Blutkörperchenaufschwemmungen aufzuklären. Zu berücksichtigen ist dabei, daß die körpereigenen Agglutinine zumeist im Laufe des ersten Lebensjahres auftreten. Außerdem muß aber in allen Fällen von Blutübertragung die direkte Vorprobe (Einwirkung von Empfängerserum auf Spenderblutkörperchen und von Spenderserum auf Empfängerblutkörperchen [s. Anl. 7]) angestellt werden. Nur in Ausnahmefällen, in welchen die sofortige Verwendung eines sog. Universalspenders (Gruppe 0) von der Spenderzentrale oder mit sonst sicher bekannter Blutgruppe 0 erforderlich wird, kann die ordnungsgemäße Blutgruppenbestimmung beim Empfänger unterbleiben; auf die Anstellung der direkten Vorprobe darf aber auch in diesen Fällen nicht verzichtet werden. Die ordnungsgemäße Blutgruppenbestimmung darf auch bei Blutsverwandten (selbst Zwillingsgeschwistern) des Empfängers nicht unterlassen werden.

2. Organisierte Blutspender sind bei jeder klinischen Nachuntersuchung (s. Abschn. I Ziff. 2 Abs. 5) auf ihren Hämoglobingehalt zu prüfen. Personen mit weniger als 85% Hb. (s. Abschn. I Ziff. 5 Abs. 1) sollen nicht spenden. Ferner ist bei organisierten Spendern mindestens alle drei Monate eine Blutuntersuchung auf Syphilis durchzuführen.

3. Bei der erstmaligen Untersuchung der organisierten Spender sollen aus wissenschaftlichen Gründen zur Erlangung eines zuverlässigen Materials die Untergruppen A 1, A 2 und A 3, die Blutkörperchenmerkmale M und N, sowie etwa neu bekanntwerdende sichere Fortschritte der Blutgruppenbestimmung berücksichtigt werden. Es genügt, wenn diese Feststellungen nur einmalig bei der nach Abschn. I Ziff. 1 Abs. 5 vorzunehmenden Kontrolluntersuchung eines Instituts allein in dieser erweiterten Form erfolgen.

Die Technik ist nach der Vorschrift v. 26. 5. 1937 — IV B 12296/37—4396 und IVb 4042 (RMBliV. S. 888; RGsuBl. S. 509) einzurichten, die auch für die Bestimmung der sog. klassischen Blutgruppen 0, A, B und AB mit ihren Kontrollen zugrunde zu legen ist. Von einer Verwendung von 0-Spendern mit außergewöhnlich hohen Agglutinationstitern für Erythrocyten A oder B (durchschnittliche Grenze 1:32 bis höchstens 1:64) als Universalspender ist abzusehen, da bei herabgesetzter Blutmenge und großen Blutübertragungen eine schädliche Agglutination bei Empfängern anderer Blutgruppen nicht ausgeschlossen werden kann.

4. Die Untersuchung bei Empfängern soll von den zur Vornahme von Bluttransfusionen berechtigten Ärzten oder Anstalten ebenfalls nach den in Ziff. 3 angeführten Richtlinien für die klassischen Blutgruppen vorgenommen werden, doch kann in Einzelfällen oder in kleineren Betrieben eine einfachere Form nach der Anweisung der Anl. 7 gewählt werden. Der dort aufgeführte Hämolyseversuch ist bei genügender Zeit ebenfalls wertvoll, da er als Kontrolle etwaiger Fehlbestimmungen sich auswirkt. Die Feststellung der Blutgruppe des Empfängers darf nur unterbleiben, wenn

1. die Blutgruppe einwandfrei festgestellt und bekannt ist,

2. wenn aus Zeitmangel wegen dringlicher Indikation ausnahmsweise ein Universalspender der Gruppe 0 verwendet wird (s. Abschn. II Ziff. 1).

5. (1) Zwecks Verschickung von Blut eines organisierten Spenders zur Blutgruppenbestimmung in eine andere Untersuchungsstelle bzw. zur genauen Bestimmung von Blutgruppen beim Empfänger wird das Blut am besten durch Venenpunktion entnommen und in trocken sterilisierten Gefäßen, am besten Venülen oder Capillaren, ohne Zusatz aufgefangen.

(2) Die Untersuchung soll stets baldmöglichst erfolgen, da durch Bakterieneinwirkung u. a. Fehlbestimmungen entstehen können. Muß das Blut länger aufbewahrt werden, ist es im Eisschrank oder Kühlraum aufzubewahren. Sichtlich geschädigte Blutproben ergeben unzuverlässige Bestimmungen, die wiederholt werden müssen. Die Anwendung der Objektträger-, Deckglas-, Röhrchen- oder Capillarmethode bleibt dem Untersucher überlassen, doch sollten jedenfalls stets zwei verschiedene Verfahren zwecks gegenseitiger Kontrolle gebraucht werden.

6. Für die Blutgruppenbestimmung sind staatlich geprüfte Testseren zu verwenden. Der RMdI. kann auf Antrag geeigneten Instituten, die über hinreichende Einrichtungen und Erfahrungen verfügen, im Bedarfsfalle das Recht verleihen, die von ihnen selbst hergestellten und überprüften Sera als „staatlich geprüft" abzugeben oder selbst zu verwenden.

7. Unmittelbar vor Ausführung jeder Blutübertragung muß die Verträglichkeit des Spender- und des Empfängerblutes mit Hilfe der direkten Vorprobe sichergestellt werden. Diese wird im allgemeinen in der Weise ausgeführt, daß Blutkörperchen und Seren von Empfänger und Spender nach einer der unter Ziff. 5 angeführten Methoden kreuzweise miteinander gemischt werden (s. Anl. 7, Schluß). Diese kreuzweise Mischungsprobe muß auch bei wiederholter Transfusion (auch bei gleichem und früher gut vertragenem Spender) vorgenommen werde, um Transfusionsschädigungen infolge Antikörperbildung mit Sicherheit auszuschließen.

8. Zur Erhöhung der Sicherheit des Syphilisausschlusses beim Spender ist die Ausführung einer bewährten Schnellprobe auf Syphilis (z. B. Citocholreaktion, Verfahren von Kline oder Chediakprobe) im Spenderblut unmittelbar vor der Transfusion empfehlenswert.

III. Technische Durchführung der Bluttransfusion.

1. Universalspender der Blutgruppe 0 sollen nur in begründeten Ausnahmefällen herangezogen werden (vgl. Abschn. II Ziff. 1).

2. Die Technik der Transfusion selbst bleibt der Wahl des Arztes überlassen, doch müssen Indikation und Durchführung der hohen Verantwortlichkeit des Verfahrens entsprechen.

3. Direkte Übertragungsmethoden sind bei guter Technik wegen der geringeren Möglichkeit der Schädigung des übergeleiteten Blutes empfehlenswerter; zur letzten Sicherung gegen Zwischenfälle ist die biologische Vorprobe zu verwenden, um unbekannte Schädigungsmöglichkeiten zu erkennen: es werden entweder 10 ccm des Spenderblutes zunächst injiziert und die Wirkung mindestens 2 Minuten abgewartet, worauf besonders bei sehr schwächlichen Personen die Probe mit einer Menge von 30—50 ccm noch wiederholt werden kann, oder es wird (besonders bei Verfahren mit ungerinnbar gemachtem Blut) ganz langsam anfänglich transfundiert, so daß in jedem Augenblick bei drohender Gefahr abgebrochen werden kann.

4. (1) Die Verwendung von Blut, das durch Citrat, Heparin, Vetren oder ähnlich wirkende Mittel ungerinnbar gemacht worden ist, nimmt in letzter Zeit an Bedeutung zu. Ihr Vorzug ist die Transportfähigkeit des Blutes, die leichtere Überwindung von Störungen bei der Transfusion, die völlige Trennung von Spender und Empfänger; ihr Nachteil ist die Erhöhung der Gefahr der Verunreinigung, die Möglichkeit unvollständiger Hemmung der Gerinnung, die Zerstörung der physiologischen Blutkonstitution. Im allgemeinen besteht die Ansicht, daß gut durchgeführte Frischblutübertragungen von Patienten mit Sepsis, schweren Anämien und echten Blutkrankheiten besser vertragen werden und wirksamer sind.

(2) Die Defibrinierung des Blutes wird wegen der Möglichkeit der Schädigung und Verunreinigung des Blutes kaum noch verwendet; bei Reinfusionen ist Defibrinierung und Filtrierung notwendig.

5. Die Blutentnahme vom Spender soll nur durch Venenpunktionen erfolgen. Jeder Spender hat das Recht, die operative Freilegung seiner Blutadern zu verweigern. Auch beim Empfänger soll die operative Freilegung in der Ellenbeuge evtl. am Unterarm oder Handrücken nur bei ungeeigneten oder schwer auffindbaren Venen ausnahmsweise ausgeführt werden. Zur Verminderung der Thrombosegefahr ist nach dem Jodanstrich (Sepsotinktur oder andere Ausweichmittel für Jodtinktur) Alkoholabreibung der Haut zweckmäßig.

6. Störungen bei der Blutübertragung lassen sich vermindern durch die Wahl möglichst großer Punktionsnadeln und gut abgemessener Stauung mittels Anwendung des Blutdruckapparates; ferner haben sich die Athrombitgeräte und die vorsichtige Paraffinierung der verwendeten Apparate, Gefäße und Schläuche und bei eingetretenen Gerinnungen die Durchspülungen mit 2proz. Natrium-Citratlösung und nachfolgender physiologischer Kochsalzlösung, bei den Spritzen auch die Verwendung von Hohlkolben mit Citratfüllung bewährt. Alle Störungen bei der Übertragung und alle Spätstörungen müssen der Blutspenderzentrale grundsätzlich gemeldet werden (vgl. Abschn. I Ziff. 4 Abs. 2), die diese, falls die Ursache im Spender liegt (unbrauchbar gewordene Vene, Erhöhung der Gerinnungsfähigkeit des Blutes, Schwächezustände u. a.), auf den Spenderausweis einträgt.

7. Größere Blutmengen als 500 ccm sollen nur ganz ausnahmsweise und bei wirklicher Lebensgefahr des Empfängers von einem Spender allein

entnommen werden. Grundsätzlich ist ein zweiter Spender heranzuziehen. Eine Wiederverwendung des einzelnen Spenders soll nicht vor vier, nach Spenden von annähernd 500 ccm nicht vor 6—8 Wochen erfolgen.

8. Die Frage der Transfusion konservierten Blutes wird noch überprüft. Sie gestattet in Kriegszeiten und bei Massenunfällen die Zuführung von Blut von Personen, die sich außerhalb des Gefahrenkreises befinden und erleichtert technisch die Durchführung der Transfusion. Die Verwendung von Leichenblut wird jedoch allgemein abgelehnt.

9. Die Transfusion von Blutersatzlösungen aller Art ist nach neueren Erfahrungen weit weniger wirksam und soll daher nur in dringensten Notfällen bei Unmöglichkeit rechtzeitiger Durchführung einer Bluttransfusion vorgenommen werden.

10. (1) Verzeichnis der für die Einrichtung von Blutspenderzentralen erforderlichen Vordrucke:

1. Merkblatt für die Rechte und Pflichten eines Blutspenders,

2. Blutspenderausweis,

3. Karteikarten,

4. Annahmeverhandlung,

5. Verhandlung über die ausgeführte Transfusion,

6. Überweisungsschein von Blutspenderzentrale an den Arzt,

7. Anweisung für die einfachere Blutgruppenbestimmung beim Empfänger in dringlichen Fällen.

(2) Die vorstehend aufgeführten Vordrucke sind von den Reg.-Präs. bzw. den ihnen entsprechenden höheren Verw.-Behörden für ihren Geschäftsbereich von der Reichsdruckerei in *Berlin* SW 68, Oranienstr. 90—94, zu beziehen.

(3) Über die Durchführung der Richtlinien und die dabei gemachten Erfahrungen ist mir bis zum 1. 1. 1941 zu berichten.

An die Landesregierungen, den Reichskommissar für das Saarland, den Reichskommissar für die Wiedervereinigung Österreichs mit dem Deutschen Reich (Staatl.Verw. des Reichsgaues Wien), die Landeshauptmänner in der Ostmark, den Reichsstatthalter im Sudetengau, die Reg.-Präs. in Preußen und im Sudetengau, den Pol.-Präs. in Berlin, den Oberbürgermeister der Reichshauptstadt Berlin, die vorgesetzten Dienststellen der kommunal. Gesundheitsämter, die staatl. und kommunal. Gesundheitsämter. — RMBliV. S. 449.

Anlage 1.

Merkblatt

des Blutspendernachweises im ....-Krankenhause über die Rechte und Pflichten eines Blutspenders.

(1) Der Krankenhausarzt ist häufig zur Erhaltung des Lebens oder zur Abwendung schwerer Gesundheitsschäden gezwungen, seinen Patienten Blut von anderen gesunden Menschen zuzuführen. Aufgabe des Blutspendernachweises ist es, Personen auszuwählen, zu überwachen und den Krankenhäusern und Kliniken im Bedarfsfalle auf fernmündliche Anforderung hin namhaft zu machen, die gewillt und geeignet sind, von Zeit zu Zeit Blut für solche Zwecke herzugeben.

(2) Es kommen nur gesunde, unbescholtene Männer und Frauen deutschen Blutes im Alter von etwa 21 bis zu 50 Jahren in Frage. Von vornherein ausgeschlossen sind alle, die an Tuberkulose, Syphilis, Malaria, Asthma, Herz-, Blut-, Geistes- und Nervenkrankheiten oder Epilepsie leiden oder einmal gelitten haben, ferner alle Trinker und Rauschgiftsüchtigen.

(3) Von den als geeignet befundenen und für die Vermittlung als Blutspender Zugelassenen wird verlangt, daß sie sich in Abständen von 3 Monaten einer Nachuntersuchung unterwerfen. In ihrem eigenen Interesse und im Interesse der Blutempfänger muß immer wieder festgestellt werden, ob sie weiterhin geeignet sind, sich als Blutspender zu betätigen.

(4) Jeder Blutspender muß sich verpflichten, der vom Blutspendernachweis ausgehenden Aufforderung, sich zur Blutentnahme in ein bestimmtes Krankenhaus zu begeben, jederzeit sofort nachkommen. Aufforderungen von anderer Seite ohne Vermittlung des Nachweises darf er in keinem Falle Folge leisten. Da die Notwendigkeit, eine Blutübertragung vorzunehmen, meist sich plötzlich ergibt, muß jeder Blutspender ständig, auch nachts, fernmündlich zu erreichen sein. Verfügt er nicht selbst über einen eigenen Fernsprechanschluß, dann muß er einen solchen im Hause oder in der Nachbarschaft zur Verfügung haben, und es muß insbesondere auch nachts Gewähr dafür geboten sein, daß die fernmündliche Aufforderung an den Blutspender sofort weitergegeben wird.

(5) Für jede Blutentnahme wird in der Regel ein Entgelt gewährt; es beträgt zur Zeit 10 RM für die ersten 100 ccm, 5 RM für je weitere angefangene 100 ccm Blut, ausschließlich der gegebenenfalls für Barauslagen (Fahrgeld) und entgangenen Arbeitsverdienst zu erstattenden Beträge, mindestens aber 20 RM für jede Blutspende. Die Entschädigung soll als Pflegezuschuß für den Blutspender Verwendung finden, damit der Blutverlust vom Körper in möglichst kurzer Zeit und ohne jede Störung des Wohlbefindens und der Gesundheit ausgeglichen wird. Als Erwerb kann und darf das Blutspenden nicht aufgefaßt werden, zumal jeder Spender im allgemeinen nur alle 6 Wochen mit einer Blutentnahme zu rechnen hat. Die Betätigung als Blutspender darf vielmehr nur als Hilfeleistung für an Leben und Gesundheit gefährdete Volksgenossen aufgefaßt werden. Deswegen wird das Entgelt auch bei der Beurteilung der Hilfsbedürftigkeit und bei der Bemessung öffentlicher Unterstützungen von den Behörden nicht angerechnet, die Betätigung als Blutspender auch nicht als Schwarzarbeit angesehen.

(6) Um etwaige Gesundheitsschäden zu vermeiden, wird jeder Spender möglichst nur einmal im Monat in Anspruch genommen und bei der Blutentnahme über 500 ccm in der Regel nicht hinausgegangen. Im übrigen ist die Technik der Blutübertragung im Laufe der Jahre so durchgebildet worden, daß gesundheitliche Nachteile für den gesunden Spender nicht zu befürchten sind. Sollten trotzdem einmal wider Erwarten Schäden auftreten, dann haftet die den Eingriff ausführende Stelle nach den Vorschriften des BGB. über die Vertragshaftung für fahrlässig oder vorsätzlich verursachten Schaden.

(7) Maßgebend für die Rechte und Pflichten ist in jedem Falle nur das mit dem Bewerber vor der Zulassung als Blutspender vereinbarte Abkommen.

(8) Wenn Sie hiernach bereit sind, sich als Blutspender zu betätigen, dann geben Sie bitte dem Krankenhause, Blutspendernachweis, schriftlich Nachricht. Sie werden dann zu eingehender ärztlicher Untersuchung vorgeladen werden, sofern Bedarf an Blutspendern vorhanden ist.

Anlage 2.

(Umschlag Seite 1)

....**Krankenhaus**

Blutspenderausweis

Nr. ......

Gültig auf 6 Monate

(Umschlag Seite 2)

2. Gültigkeit verlängert um 6 Monate

...................., den .... 194..

Blutspendernachweis

(Dienstsiegel) ....

3. Gültigkeit verlängert um 6 Monate

...................., den .... 194..

Blutspendernachweis

(Dienstsiegel) ....

4. Gültigkeit verlängert um 6 Monate

...................., den .... 194..

Blutspendernachweis

(Dienstsiegel) ....

5. Gültigkeit verlängert um 6 Monate

...................., den .... 194..

Blutspendernachweis

(Dienstsiegel) ....

(*Seite 1*)

Der — Die — umseitig näher bezeichnete

. . . .
Name   Vorname

geb. am . . . . zu . . . .

in . . . . Straße Nr. . . . . . .

wohnhaft, wird hier als Blutspender geführt.

Der Blutspender ist verpflichtet, diesen Ausweis vor jeder Blutentnahme und vor jeder Nachuntersuchung unaufgefordert vorzulegen und sich jede Entnahme bescheinigen zu lassen.

Blutgruppenbezeichnung:

. . . .

1. . . . ., den . . . . 194. .

. . . . **Krankenhaus**

Blutspendernachweis

(Dienstsiegel)   . . . .
                                    Ärztlicher Direktor

(*Seite 2*)

Lichtbild

(muß den Anforderungen,
die an Paßbilder gestellt
werden, entsprechen).

. . . .
Eigenhändige Unterschrift

Besondere Merkmale:

Größe . . . .

Farbe der Augen . . . .

Farbe des Haares . . . .

Besondere Merkmale . . . .

(Seite 3)

Aufnahme-Untersuchung

am ....

Wa. R. ....

Wa. R. Kahn ....

Hgb. .... v. H.

Blutgruppe ....

Zum Blutspender geeignet

...................., den .... 194..

....

Blutspendernachweis

(Dienstsiegel)

....
Ärztlicher Direktor

(Seiten 4 bis 12)

Nachuntersuchungen

1. am .... 194..

Wa. R. ....

Hgb. .... v. H. Weiter geeignet.

....
Ärztlicher Direktor

2. am .... 194..

Wa. R. ....

Hgb. .... v. H. Weiter geeignet.

....
Ärztlicher Direktor

3. am .... 194..

Wa. R. ....

Hgb. .... v. H. Weiter geeignet.

....
Ärztlicher Direktor

(usw. bis Nr. 35)

(Seite 13)

Erfolgte Transfusionen

Tag	Menge des entnommenen Blutes ccm	Stempel der Anstalt und Unterschrift des Arztes
	Hier bitte die Transfusion eintragen.	

(Seite 14 bis 20)

Tag	Menge des entnommenen Blutes ccm	Stempel der Anstalt und Unterschrift des Arztes

Anlage 3.

Blutspender-Karteikarte

2   4   6   8   10   12   14   16   18   20   22   24   26   28   30
Letzte Transfusion

Name ....   **Vorname** ....

Geburtstag .... | Geburtsort............. | Beruf ....   (Lichtbild)

Wohnung ....
(Ortsteil)   (Straße)   (Haus Nr.)

wohnhaft bei ....   Vorderhaus, Quergbd., r., l., Seitenfl.   **Blutgruppe**
(falls Untermieter)   Aufgang Nr. ......, ... Stockwerk

0

Fernsprecher (Amt u. Nr.) ....   Zuständiges Polizeirevier ....

....   Blutspenderliste Nr. ....
(Name oder Firma, die sich melden)   (Anschrift)   (Fernsprecher)

Nachuntersuchungen

Besondere Vermerke:

Dat.	Hgb.	Dat.	Hgb.	Dat.	Hgb.	Dat.	Hgb.	Dat.	Hgb.	Dat.	Hgb.	Dat.	Hgb.	Dat.	Hgb.	Dat.	Hgb.

Datum	Vermittelt	ccm	Diagn. Nr.	Rechn. Nr.	Datum	Vermittelt	ccm	Diagn. Nr.	Rechn. Nr.	Datum	Vermittelt	ccm	Diagn. Nr.	Rechn. Nr.

Blutgruppe **0** auf rotem Karton   Blutgruppe **A** auf grünem Karton   Blutgruppe **B** auf gelbem Karton   Blutgruppe **AB** auf weißem Karton

Anlage 4.

(Vorderseite)

..........., den .... 194..

Verhandelt

Im .... Krankenhaus erscheint heute der — die — ....

(Vor- und Zuname) .... (Beruf)

geb. am .... zu ....

wohnhaft in ...., und erklärt:

Ich bin bereit, mich den öffentlichen und privaten Krankenhäusern und sonstigen Stellen, denen durch den Blutspendernachweis des .... Krankenhauses Blutspender vermittelt werden, für die Blutentnahme zu Behandlungszwecken zur Verfügung zu stellen. Ich verpflichte mich, ausschließlich den Anforderungen zum Blutspenden nachzukommen, die durch Vermittlung des Blutspendernachweises im .... Krankenhause an mich ergehen.

Nach bestem Wissen und Gewissen versichere ich, daß ich nie an Syphilis, Schanker, Malaria, Asthma, Tuberkulose oder Herzkrankheiten gelitten habe, daß ich auch weder Epileptiker noch Trinker oder Rauschgiftsüchtiger bin.

Folgende Bedingungen erkenne ich ausdrücklich an:

1. Ich bin bereit, alle nach Ansicht der untersuchenden und der die Blutübertragungen ausführenden Ärzte erforderlichen Maßnahmen an mir vornehmen zu lassen. Die Ärzte sind nur verpflichtet, mich über Maßnahmen von besonderer Bedeutung zu belehren und vor deren Ausführung mein Einverständnis einzuholen.

2. Mir ist bekannt, daß für die Hergabe von Blut ein Entgelt gezahlt wird, über dessen Höhe mir der Blutspendernachweis auf Wunsch Auskunft erteilt. Zahlung leistet jeweils die Stelle, durch welche die Blutentnahme ausgeführt wird.

3. Regelmäßig alle 3 Monate werde ich mich dem .... Krankenhause unaufgefordert an den mir bekanntgegebenen Untersuchungstagen pünktlich zur Nachuntersuchung vorstellen.

4. Von eigenen Erkrankungen und von bestehendem Verdacht auf solche, insbesondere, wenn es sich um Infektionskrankheiten, Tuberkulose oder Geschlechtskrankheiten handelt, ferner von ansteckenden Erkrankungen in meiner Wohnung und meiner näheren Umgebung werde ich mindestens bei jeder Untersuchung und vor jeder Blutentnahme unaufgefordert Mitteilung machen. Mir ist bekannt, daß mich die Blutentnahme schädigen kann, wenn ich krank bin, daß in solchem Falle der Empfänger meines Blutes Schaden an Leben und Gesundheit erleiden kann, und daß ich für Schaden, der durch vorsätzliches oder fahrlässiges Verschweigen entsteht, haftbar bin.

5. Mir ist bekanntgegeben, welche Erkrankungen usw. meine Verwendung als Blutspender ausschließen. Ich verpflichte mich, dem .... Krankenhause bei deren Auftreten jeweils sofort mündlich oder schriftlich Nachricht zu geben.

(Rückseite)

6. Einen Blutspenderausweis Nr. .... habe ich erhalten. Ich werde ihn gut aufbewahren, ihn auch bei jeder Untersuchung und vor jeder Blutentnahme unaufgefordert vorlegen. Mir ist zur besonderen Pflicht gemacht, darauf zu achten, daß über jede Blutentnahme Vermerke eingetragen werden.

7. Mir ist bekannt, daß der mir übergebene Blutspenderausweis auf Verlangen jederzeit vorzulegen oder zurückzugeben ist. Den Verlust meines Ausweises werde ich dem ., ... Krankenhaus gegebenenfalls unverzüglich anzeigen.

8. Ich habe keinen Anspruch auf Verwendung als Blutspender. Die Auswahl unter den zugelassenen Spendern trifft vielmehr der Blutspendernachweis nach eigenem Ermessen.

9. Werde ich in besonderen Fällen im gesundheitlichen Interesse des Blutempfängers neben anderen Blutspendern vorgeladen, dann habe ich bei Erscheinen nur Anspruch auf Erstattung der mir entstandenen Fahrkosten und des etwaigen nachgewiesenen Verdienstausfalls.

10. Das .... Krankenhaus ist berechtigt, mich ohne Angabe von Gründen von der Liste der Blutspender zu streichen. Die Streichung erfolgt nicht nur, wenn ärztliche Gründe gegen meine Weiterverwendung als Spender sprechen, sondern kann auch bei Vorliegen anderer Gründe eintreten, z. B. wenn ich mich der vorgeschriebenen Nachuntersuchung (Ziff. 3) nicht rechtzeitig unterziehe, oder wenn ich ohne Vermittlung des Blutspendernachweises gespendet habe.

11. Aufenthaltsänderungen werde ich unverzüglich anzeigen und auch Nachricht geben, wenn ich zur voraussichtlichen Spendezeit nicht erreichbar bin.

12. Das Krankenhaus haftet nur für Schäden, die ihre Bediensteten bei Ausführung der Untersuchungen und bei der Ausführung der Blutübertragungen schuldhaft verursachen.

Ich versichere, daß ich von deutschen oder artverwandten Eltern abstamme und auch keinen — nicht mehr als einen — nichtarischen Großelternteil habe. (Als jüdisch gilt ein Eltern- oder Großelternteil ohne weiteres, wenn er der jüdischen Religionsgemeinschaft angehört hat. Ein Gegenbeweis ist nicht zulässig. Als Abstammung gilt auch die außereheliche Abstammung. Durch die Annahme an Kindes Statt wird eine Abstammung im Sinne dieser Vorschrift nicht begründet.)

Abschrift dieser Verhandlung ist mir ausgehändigt worden.

Selbst gelesen und unterschrieben:

....

Geschlossen:

....

Anlage 5.

Verhandlung über jede ausgeführte Blutspende.

Verhandelt

............, den .... 194..

Es erscheint der Blutspender, Herr/Frau ....,
geboren am .... zu ....
von Beruf ...., wohnhaft ....
und erklärt:

Am .... habe ich eine... Patient.... der Station ....
Blut gespendet, um ih.... das Leben zu erhalten. Ich kenne ihn — sie —
nicht, bin also nicht verwandt mit ih..... Ich bitte um Zahlung der mir
zustehenden Entschädigung und verzichte auf alle weitergehenden An-
sprüche aus dieser Angelegenheit.

V. g. u.

....

Geschlossen:

....

An ....

Der Blutspender .... ist am ....
durch den Blutspendernachweis zur Transfusion für ein.... Patient....
der Station .... vermittelt worden. Für den Spender war die
Transfusion nicht aus therapeutischen Gründen nötig.

Entnommen wurden .... ccm (in Worten: ....) Blut.

................, den .... 194..

Blutspendernachweis

....

Verfg.

1. Es sind zu zahlen für .... ccm Blut .... RM
   für Verdienstausfall.......................... RM
   für Fahrgeld................................ RM
   Postgebühren zum Übersenden.................. .... RM
   ____
   .... RM
2. Anweisung an Anstaltskasse
3. Z. d. A.

................., den .... 194..

....
(Verwaltungsdirektor)

Anlage 6.   (*Vorderseite*)

Überweisungsschein von der Blutspenderzentrale an den Arzt

Vermerk:

   Am .... hat ....
fernmündlich um Nachweis eines Blutspenders der Gruppe ....
gebeten. Ich habe

	Name	Vorname	Blutspenderausweis Nr.	Buch Nr.
1				

namhaft gemacht.

       ...., den ... . 194..

              ....

                              Eilt sehr! Verschlossen!

Urschriftlich gegen Rückgabe innerhalb 24 Stunden

              an ....
übersandt mit der Bitte, die Rückseite dieses Blattes auszufüllen. Wir
bitten dringend, Blutspender stets sofort abzufertigen.

       ...., den .... 194..

              .... Krankenhaus
                    Blutspendernachweis

Ges. Krkh. 283.   Rückfrage über Inanspruchnahme von Blutspendern.

                      (*Rückseite*)

       Eilt sehr!   **Sofort verschlossen zur Post geben!**

Urschriftlich   dem
              .... Krankenhaus
                    Blutspendernachweis
zurückgesandt.

   Der nachgewiesene Blutspender ist — in Anspruch genommen worden —
nicht erschienen.

Name des Spenders: ....
   1. Name des Patienten: ....
   2. Aufnahme Nr.: ...., ... ccm Blut abgegeben.
   3. Erhaltenes Entgelt: .... RM.
   4. Anlaß zur Bluttransfusion:
   5. Verträglichkeit des Spenderblutes:
   (Um Rückfragen zu vermeiden, bitten wir zu 4 und 5 um erschöpfende Angaben.)
       ...., den .... 194..
                 (Stempel der Anstalt)

Anlage 7.

Anweisung für die einfachere Blutgruppenbestimmung beim Empfänger in dringlichen Fällen.

(1) Auch beim Empfänger ist die Blutgruppenbestimmung nach Abschn. II 5 für die Brutgruppen 0, A, B und AB vorschriftsmäßig vorzunehmen, um unrichtige Festlegungen seiner Blutgruppe für später auszuschließen. Hierzu ist das Blut an die Zentralstellen einzuschicken.

(2) Im Einzelfalle kann bei Mangel an Zeit für die Einsendung der Blutprobe und in besonders dringlichen Fällen nach folgenden einfacheren Anweisungen verfahren werden:

1. In dringendsten Notfällen kann nach Abschn. II 4 der Richtlinien die Blutgruppenbestimmung unter Verwendung von 0-Blutspendern ganz fortgelassen werden, doch bleibt die biologische Vorprobe nach Ziff. III 3 bestehen.

2. Zur schnellsten Bestimmung genügt ausnahmsweise die Prüfung mit staatlich geprüftem Serum und Blutkörperchen des Empfängers, am besten ergänzt durch den Kreuzversuch (s. Schluß der Anlage). Es folgt die biologische Vorprobe nach Anschn. III 4 der Richtlinien.

3. Bei hinreichender Zeit kann eine genügend sichere Blutgruppenbestimmung nach folgender Anweisung selbst vorgenommen werden.

1. Vorbemerkung.

Zur richtigen Bestimmung der Blutgruppe ist erforderlich:

a) Blutkörperchen und Serum des zu bestimmenden Blutes sind *gesondert* zu untersuchen.

b) Die Blutkörperchen sind in einer Aufschwemmung in physiologischer Kochsalzlösung von etwa 3% zu verwenden (ein kleiner Tropfen Blut auf etwa 0,5 ccm physiologischer Kochsalzlösung).

c) Zur Untersuchung sind zu verwenden staatlich geprüfte Sera der Blutgruppe A, der Blutgruppe B und der Blutgruppe 0 (Null), ferner frisch entnommene Blutkörperchen A und B von sicher festgestellten Angehörigen dieser Gruppen in 3 proz. Aufschwemmung.

2. Die Blutentnahme.

Der zu untersuchenden Person ist etwa $^1/_2$—1 Venüle Blut zu entnehmen. Ist das nicht möglich, so genügt $^1/_2$—1 ccm Blut, entnommen aus dem gestauten Ohrläppchen, bei Säuglingen aus der gestauten Ferse. Der aus dem Einstich heraustretende Blutstropfen wird mit einer Capillare abgenommen und aus dieser in ein kleines Zentrifugen- oder Reagensglas (etwa 80 mm lang und 8 mm lichte Weite) entleert. Bei der Hautdesinfektion ist darauf zu achten, daß das Desinfektionsmittel vor dem Einstich verdunstet ist.

3. Untersuchung auf dem Objektträger.

1. Eine etwa 3 proz. Aufschwemmung der Blutkörperchen des Patienten in physiologischer Kochsalzlösung ist herzustellen (ein kleiner Tropfen Blut in etwa $^1/_2$ ccm Kochsalzlösung). Das im Reagensglas vorhandene entnommene Blut wird zentrifugiert, um das Serum zu gewinnen. Mangels Zentrifuge kann das Absetzen des Serums nach der Gerinnung abgewartet und durch Ablösung des Blutkuchens von der Glaswand mit einer Nadel gefördert werden.

2. Auf einen Objektträger oder besser auf eine größere Glasplatte werden je ein Tropfen des staatlich geprüften Serums der Blutgruppe A

wie B wie 0 gebracht, und zwar so weit voneinander entfernt und am besten durch Fettstift- oder Vaselinstriche getrennt, so daß kein Zusammenfließen erfolgen kann. Zu diesen Tropfen Sera wird ein Tropfen der 3proz. Blutkörperchenaufschwemmung vom Patienten mit der Capillare hinzugefügt.

3. Je ein Tropfen des Serums des Patienten wird auf einem anderen Objektträger einmal mit je einem Tropfen der 3proz. Aufschwemmung bekannter Blutkörperchen A und ebenso mit Aufschwemmung bekannter Blutkörperchen B zusammengebracht.

4. Mit je einem sauberen Glasstäbchen o. ä. werden in den beiden Tropfen Blutkörperchen und Serum leicht vermischt und dann die Objektträger leicht hin und her geschwenkt.

5. Das Resultat ist nach etwa 5 Minuten abzulesen. Eine Agglutination ist gekennzeichnet durch Verklumpung der Blutkörperchen; ein negatives Resultat ist dort vorhanden, wo die Blutkörperchen sich nicht verklumpen, sondern in der Flüssigkeit verteilt bleiben (besondere Beachtung bei der Gruppe B siehe später).

4. Untersuchung im Reagensglas.

1. Wie vorst. Ziff. 1.

2. Je ein Tropfen des bekannten Serums der Gruppe A wie B wie 0 kommt in je ein kleines Reagensglas. Hinzu werden 1 Tropfen der Blutkörperchenaufschwemmung des zu untersuchenden Blutes getan. Durchschütteln, dann Zentrifugieren etwa 1 Minute bei etwa 1000 Umdrehungen. Mangels einer Zentrifuge genügt Stehenlassen der Gläschen bei Zimmertemperatur von 18—20° C für etwa 1 Stunde.

3. Die Blutkörperchen haben sich am Grunde abgesetzt. Die Reagensgläschen werden leicht beklopft. Hat Agglutination stattgefunden, dann schwimmen die Blutkörperchen zu einem Häufchen oder zu kleinen Klumpen zusammengebacken in der klaren Flüssigkeit. Ist das Resultat negativ, dann verteilen sich die Blutkörperchen wieder vollkommen in der Flüssigkeit.

5. Auswertung der Ergebnisse.

Es empfiehlt sich, nach folgendem Schema vorzugehen:

$$\text{Blutkörperchen } X + \text{Ser. A} =$$
$$\text{,,} \qquad X + \text{,, } B =$$
$$\text{,,} \qquad X + \text{,, } 0 =$$
$$\text{Serum } X + \text{Blutkörperchen A} =$$
$$\text{,,} \quad X + \qquad \text{,,} \qquad B =$$

1. Werden die zu untersuchenden Blutkörperchen X von keinem der drei Sera verklumpt, dann handelt es sich um die Blutgruppe 0. Das Serum des zu untersuchenden Blutes X muß, wenn dieses zur Gruppe 0 gehört, sowohl die Blutkörperchen A wie die Blutkörperchen B verklumpen. Die Untersuchung des Serums ergibt also schon eine Kontrolle der Untersuchungsergebnisse der Blutkörperchen.

2. Werden die zu untersuchenden Blutkörperchen X von allen Sera verklumpt, dann handelt es sich um die Blutgruppe AB. In diesem Falle muß das Serum des zu untersuchenden Blutes X mit bekannten Blutkörperchen A und B ein negatives Resultat ergeben.

3. Werden die zu untersuchenden Blutkörperchen X vom Serum A und vom Serum 0 verklumpt, jedoch nicht vom Serum B, dann handelt es sich um die Blutgruppe B. In diesem Falle muß das Serum des zu untersuchenden Blutes X die Blutkörperchen A verklumpen, jedoch nicht die Blutkörperchen B.

4. Werden die zu untersuchenden Blutkörperchen X vom Serum B wie vom Serum 0 verklumpt, jedoch nicht vom Serum A, dann handelt es sich um die Blutgruppe A. In diesem Falle muß das Serum des zu untersuchenden Blutes X die Blutkörperchen B verklumpen, jedoch nicht die Blutkörperchen A.

6. Bemerkung.

Die so bestimmten Blutgruppen können noch nicht als vollkommen gesichert gelten, da die Bluteigenschaft A in sehr schwach agglutinierbaren erblichen Formen (A 2 und A 3) vorkommen kann; außerdem können starke Senkungsbereitschaft, Abkühlung, Bakterieneinwirkungen, technische Fehler vorkommen, so daß eine aktengemäße Festlegung der Blutgruppe noch zahlreicher Kontrollen bedarf. Für die Praxis ist daher der folgende Kreuzversuch sehr zu empfehlen.

7. Direkter Kreuzversuch zwischen Spender- und Empfängerblut.

1. Eine etwa 2proz. Aufschwemmung der Blutkörperchen in physiologischer Kochsalzlösung, sowohl des Spenders wie des Empfängers, ist herzustellen (etwa 1 kleiner Tropfen Blut auf 0,5 ccm physiologischer Kochsalzlösung).

2. Serum des Blutes des Spenders wie des Empfängers sind durch Zentrifugieren je einer kleinen etwa 0,5 ccm großen Blutmenge zu gewinnen.

3. In ein kleines Reagensglas kommt etwa 0,1—0,2 ccm Serum des Empfängers, in ein anderes die gleiche Menge des Spenders. Dem ersten Reagensglaschen wird ein Tropfen der Blutkörperchenaufschwemmung (s. Nr. 1) des Spenders, dem zweiten ein Tropfen Blutkörperchenaufschwemmung des Empfängers zugefügt, so daß also das Serum der einen Person mit dem Blutkörperchen der anderen vermischt ist.

4. *Hämolyse* tritt gegebenenfalls bei Zimmertemperatur oder nach Stehen der Gläschen im Brutschrank bei 37° nach 10—15 Minuten auf. Werden in solchen Fällen die Gläschen zentrifugiert, dann haben sich am Grunde die Blutkörperchen, die aufgelöst sind, natürlich nicht abgesetzt. Hat Hämolyse dagegen nicht stattgefunden, dann sind die Blutkörperchen am Boden des Glases nach Zentrifugieren abgesetzt und verteilen sich bei leichtem Beklopfen des Gläschens wieder vollkommen in der Flüssigkeit. Tritt eine solche Verteilung der Blutkörperchen aber nicht ein, sondern schwimmen sie zu einem feinen Häutchen zusammengebacken oder in einzelnen Klümpchen in der Flüssigkeit, dann ist Agglutination erfolgt. Die beiden Blute passen nicht zueinander. Die Gruppe ist falsch bestimmt. Der Spender ist zur Transfusion für diesen Patienten ungeeignet!